BELZ   Die herzwirksamen Glykoside

W0257585

GUSTAV GEORG BELZ

Die herzwirksamen Glykoside

MIT 3 SCHEMATA
30 ABBILDUNGEN UND
12 TABELLEN

GELEITWORT VON
DR. JÖRGEN SCHMIDT-VOIGT

Chefarzt der Inneren Abteilung des
Main-Taunus-Krankenhauses Bad-Soden/Taunus

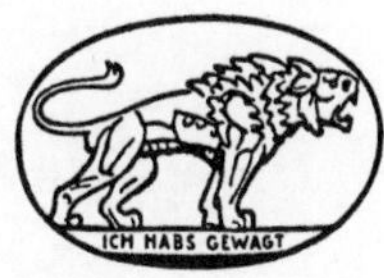

Springer-Verlag Berlin Heidelberg GmbH

Der Autor:
Dr. med. Gustav G. Belz, Stabsarzt am Bundeswehrkranken-
haus Ulm und der Sektion für Cardiologie und Angiologie
(Doz. Dr. M. Stauch) des Zentrums für Innere Medizin und
Kinderheilkunde der Universität Ulm/Donau.

Additional material to this book can be downloaded from http://extras.springer.com

ISBN 978-3-540-79751-7   ISBN 978-3-662-30502-7 (eBook)
DOI 10.1007/978-3-662-30502-7

Alle Rechte vorbehalten

© Springer-Verlag Berlin Heidelberg 1971
Ursprünglich erschienen bei J. F. Lehmanns Verlag München 1971

Satz und Druck: Graphische Werkstätten Kösel, Kempten
Einband: Druckhaus Sellier OHG Freising

Inhalt

Geleitwort

Die Herzglykoside, seit über 150 Jahren wichtigster Bestandteil der Herztherapie, besitzen auch heute noch weltweite Bedeutung. Unser Wissen
über den Wirkungsmechanismus des Fingerhuts, den *Leonard Fuchs*
schon 1542 ein »Fein-wunderlich Kraut« nennt, ist besonders in den letzten 2 Jahrzehnten um eine Fülle theoretischer und praktischer Erkennt-
nisse bereichert worden.

Zwar ist der unabschätzbare Wert der Herzglykosidforschung unbestritten,
dem Nichtspezialisten, vor allem dem in der Praxis stehenden Arzt, ist es
jedoch nur schwer möglich, die Unzahl von Erkenntnissen kritisch zu sich-
ten und pragmatisch zu verwerten. Greifbare Auswirkung des immer größer werdenden Wissens über die Herzglykoside ist für ihn zunächst nur
eine unübersehbare Zunahme der Glykosidpräparate. Die Folge davon ist,
daß gerade beim praktischen Arzt, dem letztlich ja die Durchführung
dieser komplexen Therapie obliegt, eine gewisse Unsicherheit entsteht.
Sie zu beseitigen, ist eine wissenschaftlich wie didaktisch bedeutsame Auf-
gabe, die am ehesten dem zukommt, der neben einer profunden Kenntnis
der theoretischen Grundlagen und des neuesten Schrifttums auch die
Praxis der Glykosid-Therapie beherrscht.

Mein langjähriger Mitarbeiter, *Dr. G. Belz*, erscheint mir hierfür geradezu
vorbestimmt. Mit der vorliegenden Darstellung des derzeitigen Wissens
über die Glykoside ist es ihm gelungen, den praktizierenden Arzt in um-
fassender und dennoch zugänglicher Form zu informieren. Ich bin sicher,
daß sein Buch bei vielen Problemen der praktischen Glykosidtherapie ein
brauchbarer und vielbenutzter Wegweiser sein wird.

Bad Soden, im Dezember 1970 *Jörgen Schmidt-Voigt*

Die konsequente Therapie der Herzmuskelinsuffizienz erfordert in fast allen Fällen den gleichzeitigen Einsatz der als ›3 D‹ bezeichneten Maßnahmen: Diät, Diuretika und Digitalis, um den Patienten zu rekompensieren und den erreichten Erfolg möglichst lange zu erhalten.

Seit Einführung der Digitalis in die Therapie durch *Withering* (142) nimmt diese unter den ›3 D‹ die dominierende Stellung ein. Allerdings sollte man ›Digitalis‹ besser durch den übergeordneten Begriff ›herzwirksame Glykoside‹ ersetzen, der neben den Glykosiden der Digitalisgruppe auch andere Glykoside, die nicht von der Digitalis abstammen, beinhaltet. Die große Bedeutung dieser Stoffgruppe hat noch zugenommen, seitdem man mit Reinglykosiden eine rationale Therapie durchführen kann und eine immer weitergehende Aufklärung der Wirkungsmechanismen gelingt.

Trotz teilweise hervorragender Erfolge der konservativen Herzbehandlung ist zu bedenken, daß es sich nur um eine symptomatische Therapie handelt. Nie darf vergessen werden, daß für bestimmte Mißbildungen und andere Krankheiten, die eine Herzinsuffizienz zur Folge haben können, heute eine kausale Therapie möglich ist (136). Die Fortschritte in der Herz- und Gefäßchirurgie haben Korrekturen möglich gemacht, moderne antihypertensive Medikamente können die arterielle Hypertonie unter Kontrolle bringen.

Die vorliegende kurze Schrift befaßt sich ausschließlich mit den Fragen der Herzglykosidtherapie. Ziel dieser Arbeit ist es, das Verständnis für Wirkung und Anwendung der Glykoside zu vertiefen, die Indikationen abzugrenzen und Richtlinien zur sachgemäßen Anwendung vorzuschlagen. Außerdem wird auf Nebenwirkungen und deren Beeinflußbarkeit hingewiesen.

1. Allgemeines über Herzglykoside

1.1 Herkunft und chemische Struktur

Herzglykoside kommen in der Natur in Blättern, Samen oder Zwiebeln zahlreicher Pflanzen vor. Am bekanntesten sind Digitalis lanata und purpurea, Scilla maritima, Convallaria majalis und Strophanthusarten. Chemisch sind die Herzglykoside durch ein Steroidgerüst mit ungesättigtem Lactonring und ätherartig gebundene Zuckermoleküle charakterisiert. Hauptsächlich beteiligte Zuckerarten sind Glukose, Digitoxose, Cymarose und Rhamnose (70). Die Steroid-Lacton-Verbindung ohne Zucker heißt auch Aglukon oder Genin. Über das Grundskelett der Sterine besteht eine enge Verwandtschaft zu den Steroidhormonen. Als Beispiel für den chemischen Aufbau seien die Strukturformeln einiger Glykoside abgebildet (Abb. 1).

1.2 Pharmakologie

Die Herzglykoside haben ino-, chrono-, dromo- und bathmotrope Eigenschaften. Die größte Bedeutung kommt ihrer *positiv-inotropen* Wirkung zu. Darunter ist die Erhöhung der Kontraktions*kraft* bei gleichzeitiger Änderung der Kontraktions*dynamik* zu verstehen. Die Zunahme des systolischen Spitzendruckes bei konstantem oder vermindertem enddiastolischen Druck geht mit einer Zunahme der Druckanstiegsgeschwindigkeit (dp/dt) (18; 88) einher. Letzteres wird in der Klinik häufig als Ausdruck einer veränderten Kontraktilität angesehen. Die positiv inotrope Glykosidwirkung ist nicht nur am insuffizienten, sondern auch am suffizienten Herzen nachweisbar (18). Neben der ›systolischen‹ Einwirkung auf den Kontraktionsablauf haben die Glykoside aber auch eine ›diastolische‹ Wirkung, die sich in einer Erhöhung des diastolischen Tonus (141) äußert.

Die *negativ-chronotrope* = frequenzsenkende Wirkung der Glykoside äußert sich beim Menschen durch das Verschwinden einer insuffizienzbedingten Sinustachykardie, wahrscheinlich überwiegend infolge einer Vagusaktivierung (21). Die Frequenznormalisierung muß jedoch nicht eine direkte chronotrope Wirkung der Glykoside, sondern kann auch Folge der verminderten Stauung sein, die zur Umfangsverkleinerung der Vorhöfe führt (Fortfall des Bainbridgereflexes). Ein direkter Einfluß auf den Sinusknoten mit Auftreten einer Sinusbradykardie ist selten und meist als toxisch zu werten (21).

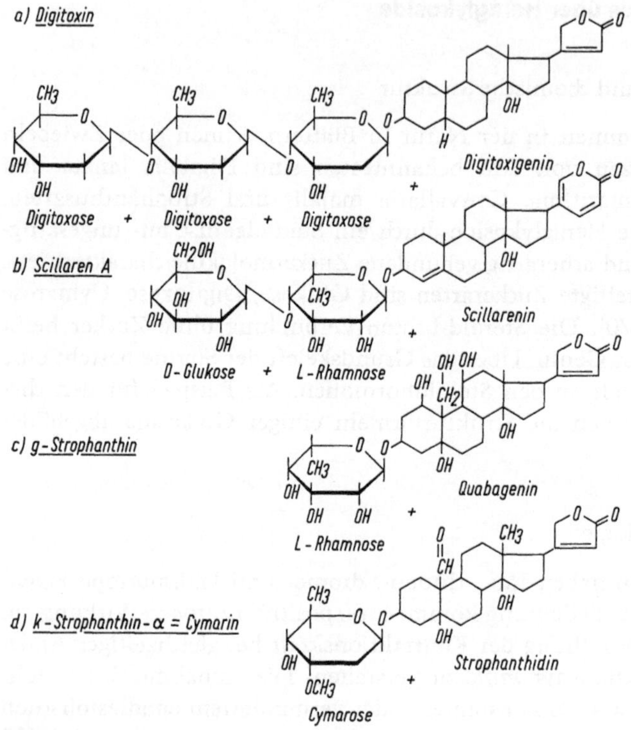

Abb. 1:
Strukturformeln einiger Herzglykoside

Die Herzglykoside haben eine ausgeprägte, nicht ganz einheitliche Wirkung auf die Erregungsleitung des Herzens *(dromotrope Wirkung)*. Im Vorhofsbereich verursachen sie in niedriger Dosierung eine Beschleunigung, in höherer Dosierung eine Verlangsamung der Erregungsleitung. Die Überleitung im AV-Knoten wird deutlich verlangsamt (Verlängerung der PQ-Zeit bis zur Blockbildung). Der überleitungsverzögernde Effekt wird in der Therapie der schnellen Flimmerarrhythmie eingesetzt. Höhere Glykosiddosen setzen die Erregungsleitungsgeschwindigkeit im Bereich der Purkinje'schen Fasern und schließlich auch innerhalb der Muskulatur selbst herab.

Während die Glykoside im Bereich des spezifischen Erregungsleitungsgewebes die Refraktärperiode verlängern, bewirken sie an der Ventrikelmuskulatur eine Verkürzung der Refraktärphase, wie man aus der QT-Verkürzung im EKG sehen kann. Die *positiv bathmotrope*, d. h. die Reizschwelle

12

herabsetzende Wirkung wird besonders in höherer (toxischer) Dosierung beobachtet. Durch Erregung untergeordneter Reizbildungszentren kommt es zu Rhythmusstörungen ventrikulären oder supraventrikulären Ursprungs: ventrikuläre Extrasystolen, Kammertachykardie, Kammerflattern, Kammerflimmern; im Bereich der Vorhöfe Vorhofflattern und Vorhofflimmern, paroxysmales Vorhofflimmern, Vorhoftachykardie (2, 49).

1.3 Klinische Wirkung der Herzglykoside

Das eindrucksvollste Ergebnis der Glykosidtherapie ist die Ausschwemmung kardialer Oedeme. Früher glaubte man, daß es sich dabei um eine direkte diuretische Wirkung der Herzglykoside handelt (141). Heute wissen wir, daß dieser Effekt eine Folge der positiv inotropen Wirkung ist. Das kardiale Oedem entsteht auf folgende Weise: Durch die insuffizienzbedingte Venenstauung kommt es zu erheblichen Druckanstiegen bis zum venösen Schenkel der Kapillaren. Dort überwiegt der intravasale den kolloidosmotischen Druck und verhindert den Wiedereintritt von Wasser aus dem Gewebe ins Gefäß. Außerdem sollen hormonale Faktoren (erhöhte Aldosteron-Produktion im Zusammenhang mit vermindertem Herzzeitvolumen *[Wolff]* [142]) bei der Oedemgenese eine Rolle spielen, was neuerdings jedoch wieder bestritten wird (13). Die positiv inotrope Glykosidwirkung führt nun zu einem erhöhten Herzschlag- und auch Herzminutenvolumen bei vermindertem enddiastolischen Druck. Dadurch werden die beiden wesentlichsten Ursachen des kardialen Oedems beseitigt. Daraus ergeben sich zwangsläufig die weiteren klinischen Erscheinungen der glykosidbedingten Rekompensation; die Stauungssymptome: Hilus-, Lungen- (Abb. 2), Leberstauung, Ascites, Dyspnoe, Cyanose usw. verschwinden. Die Erhöhung der Nierendurchblutung könnte ein weiterer die Ödemausschwemmung begünstigender Faktor sein. Bei tachykarden Flimmerarrhythmien kommt es unter Glykosidtherapie zur Frequenzverlangsamung, das Pulsdefizit verschwindet und gelegentlich ist eine Regularisierung zu beobachten (Abb. 4). Durch die Frequenzverlangsamung wird eine Verlängerung der Diastole und damit eine verbesserte Füllung des Herzens erzielt. Röntgenologisch fällt bei Rekompensation die Verkleinerung des Herzschattens auf (»Tonuszunahme«, Abb. 2/3), eine Folge der Abnahme des enddiastolischen Ventrikelvolumens und des Rückgangs der Vorhofstauung.
Die akustischen Alarmsymptome (Vorhofton, 3. Herzton) (Abb. 5) verschwinden.

Wirkungen der Herzglykoside auf Erregungsleitung und Automatismus des Herzens

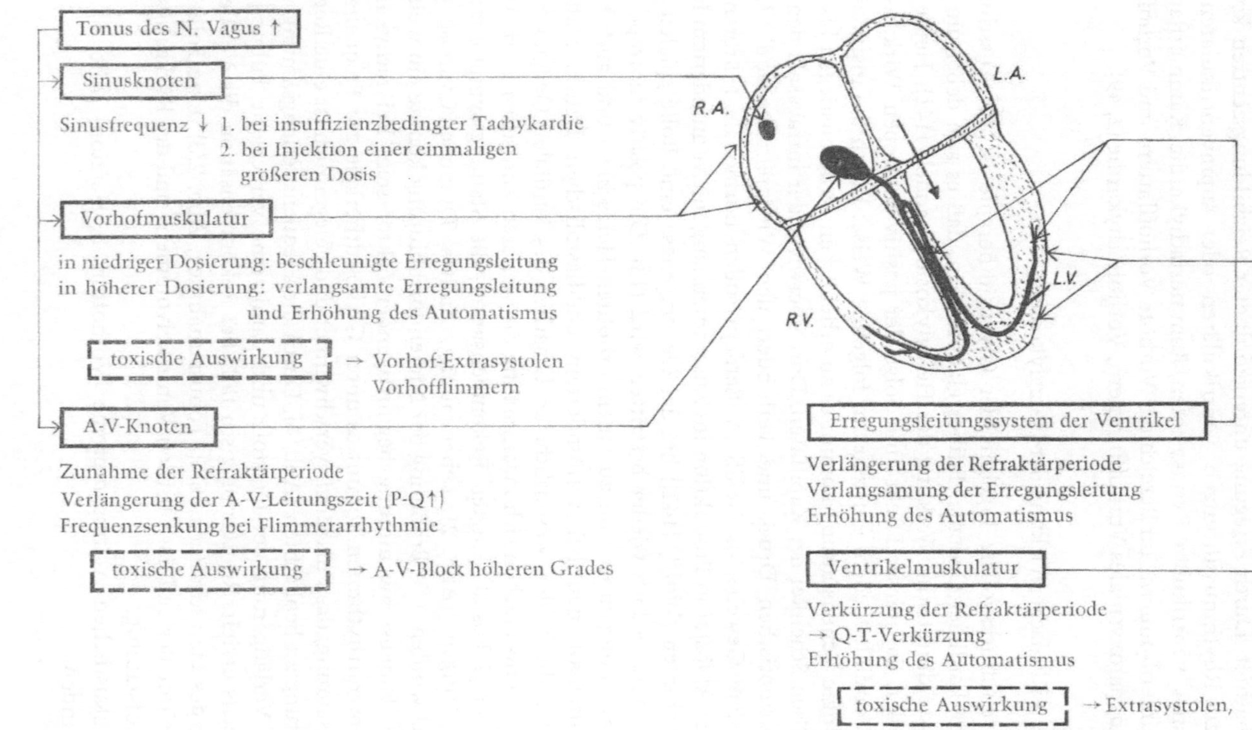

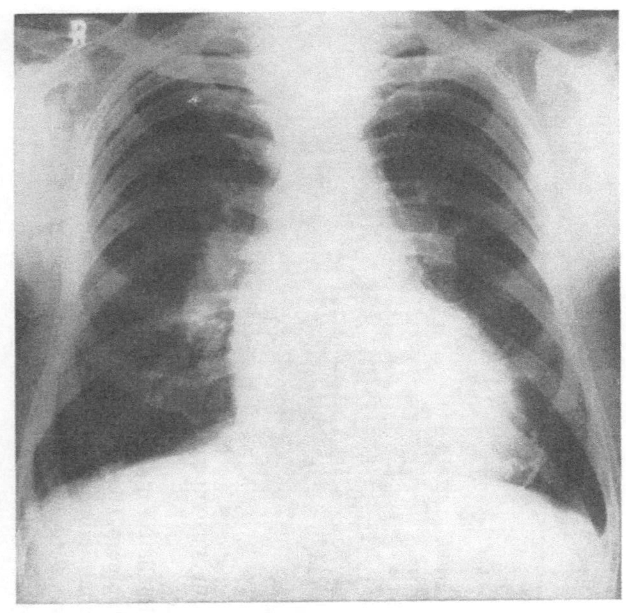

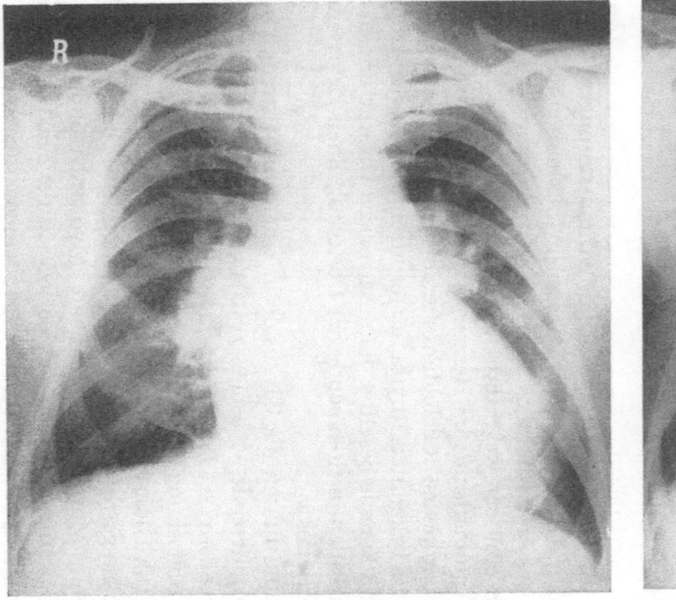

Röntgen-Thorax-Aufnahme eines 60jährigen Patienten mit schwerer Linksinsuffizienz bei dekompensierter Kardiosklerose vor der Glykosidtherapie

Nach Glykosidsättigung kommt es zur deutlichen Verkleinerung des Herzschattens und zum Rückgang der Lungenstauung.

Abb. 2/3:
Beeinflussung von Herzgröße und Lungenstauung durch eine Herzglykosidtherapie

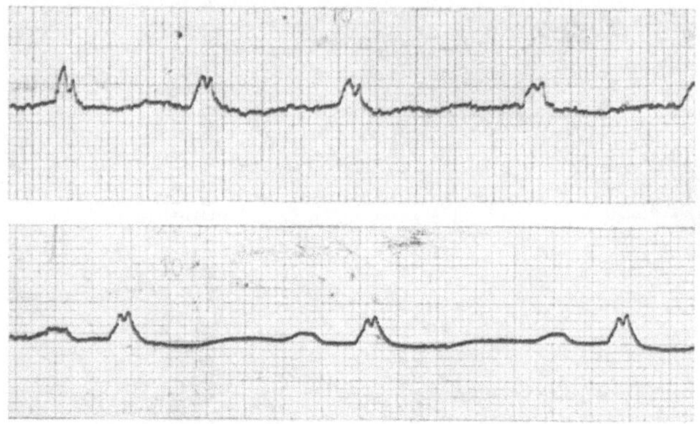

Abb. 4:
80jährige Patientin mit dekompensierter Kardiosklerose,
EKG Abl. II, 50 mm/sec
a) Bei Einlieferung schnelle Form der absoluten Kammerarrhythmie bei Vorhofflimmern, Frequenz 150/min
b) Nach Frequenznormalisierung mit 1,50 mg k-Strophanthin-γ kommt es zum Wiederauftreten des regelmäßigen
Sinusrhythmus, Frequenz 94/min

Manchmal beseitigt die Glykosidtherapie Herzrhythmusstörungen, in erster Linie Extrasystolen. Diese Beobachtung kann im Zusammenhang mit
der Normalisierung des Herzvolumens zu sehen sein: Mechanische Deh-
nung ist bekanntlich eine der wesentlichen physikalischen Ursachen für
eine Zunahme des Automatismus im Herzen; im dilatierten Herzen werden wahrscheinlich ektopische Reizbildungsherde mechanisch stimuliert
und erzeugen dann die bekannten Rhythmusstörungen des insuffizienten
Herzens. Die Glykosidtherapie beseitigt die mechanische Ursache und hat
daher in zahlreichen Fällen in therapeutischer Dosierung einen gleichsam
negativ bathmotropen Effekt.
Im Elektrokardiogramm führen die Glykoside in einem nicht streng mit
dem Wirkspiegel korrelierenden Ausmaß zu charakteristischen Veränderungen der Kammerendstrecke. Es kommt zur teilweise muldenförmigen
ST-Senkung, zur T-Abflachung und zur Verkürzung der relativen QT-
Dauer (8, 110, 115, 118). Diese elektrokardiographischen Befunde sind am
gesunden ebenso wie am geschädigten Herzen zu sehen. Über ihre Ursache
besteht keine Klarheit. Morphologisch faßbare Myokardveränderungen
konnten mit Sicherheit ausgeschlossen werden (67). In der Praxis ergeben
sich häufig differentialdiagnostische Schwierigkeiten, da die glykosidbe-

16

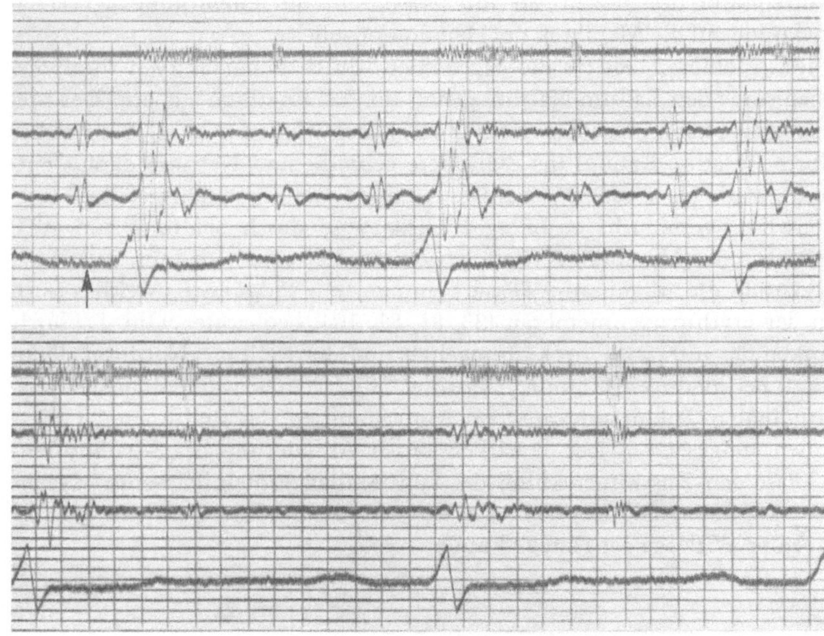

Abb. 5:
a) Deutlicher niederfrequenter Vorhofton (↑) als Zeichen
der drohenden myokardialen Insuffizienz
b) Nach Glykosidtherapie kaum noch eine träge Schall-
schwingung vor dem I. Herzton nachweisbar

dingte ST-Streckensenkung sehr leicht mit organisch hervorgerufenen Erre-
gungsrückbildungsstörungen verwechselt werden kann, wie sie beispielsweise bei hypoxischen Einflüssen (Koronarsklerose), entzündlichen oder
degenerativen Erkrankungen zu beobachten sind. Im Gegensatz zu den
Veränderungen bei Koronarinsuffizienz kann die glykosidbedingte ST-
Strecken-Senkung jedoch durch koronarwirksame Substanzen nicht beseitigt werden.

1.4   Der Wirkungsmechanismus herzwirksamer Glykoside
(nach *Greeff*) (37)

Lange Zeit wurde angenommen, daß Herzglykoside eine unmittelbare
Wirkung auf die kontraktilen Eiweißelemente der Herzmuskelzelle besitzen. Neuere Untersuchungen bestätigen diese Deutung jedoch nicht. Im

Mittelpunkt des derzeitigen Interesses steht die Einwirkung der Herzglykoside auf die Membran der Herzmuskelzelle.

Diese Membran besitzt die Eigenschaft, durch einen aktiven Pumpmechanismus den Kalium-Natriumgehalt im Zellinnern zu steuern. Der Mechanismus kann mit einer Drehtür verglichen werden (Abb. 5), bei welcher durch Rotation Kalium ins Zellinnere gebracht und Natrium daraus entfernt wird. Da dieser Mechanismus einem Konzentrationsgefälle entgegenwirkt, verbraucht er Energie. Diese wird durch Spaltung von ATP mittels einer Membran-ATPase gewonnen. Es zeigte sich nun, daß Herzglykoside die Membran-ATPase hemmen, ein Phänomen, welches auch an der Erythrozytenmembran (33, 81, 82, 104) beobachtet wird. Dadurch sinken der intrazelluläre Kaliumgehalt und der Kalium$^+$-Natrium$^+$-Quotient. Bei niedrigem Kalium$^+$-Natrium$^+$-Quotienten werden aus den longitudinalen Tubuli und aus den Mitochondrien des Zellinneren Ca^{++}-Ionen freigesetzt. Diese bewirken durch Aktivierung der Myofibrillen-ATPase den Zusammenschluß der kontraktilen Proteinfilamente Myosin und Aktin zu Aktomyosin und erzielen damit die eigentliche positiv inotrope Wirkung der Herzglykoside.

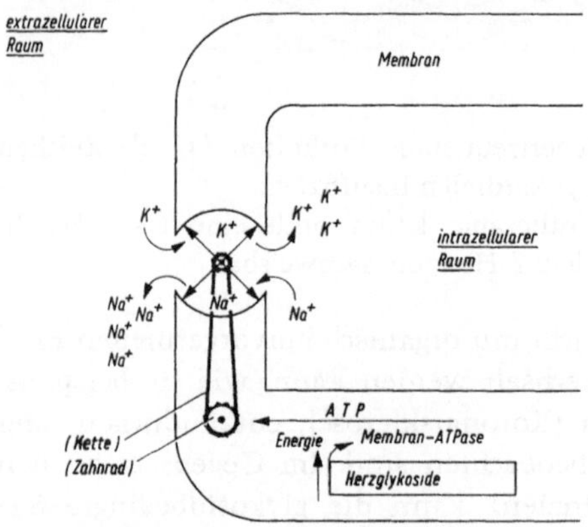

Abb. 6:
Der Drehtürmechanismus des Kalium/Natrium-Ionen-Transportes durch die Zellmembran.
Die Membran ATP-ase wird durch K$^+$ und Na$^+$ aktiviert, durch Spaltung von ATP liefert sie die Energie, die den Drehtürmechanismus betreibt. Kalium wird dabei in die Zelle ein-, Natrium ausgeschleust. Herzwirksame Glykoside hemmen die ATP-ase, wodurch der Transportmechanismus gebremst wird.

Theoretisches Wirkschema der herzwirksamen Glykoside (vereinfacht nach *Greeff* [37])
Herzglykoside
↓
Hemmung der Membran-ATPase
↓
Hemmung des K^+-Ionen- Ein- und Na^+-Ionenausstroms durch die Zellmembran
↓
Abnahme des intrazellulären K^+/Na^+-Quotienten
↓
Anstieg der intrazellulären Konzentration an freien Ca^{++}-Ionen durch Entspeicherung der longitudinalen Tubuli und der Mitochondrien

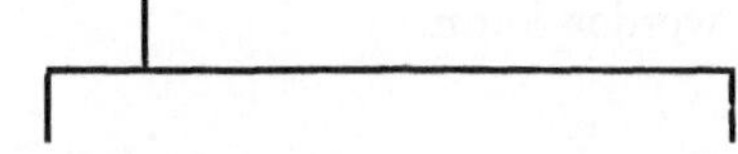

Aktivierung der Myofibrillen-ATPase und des Zusammenschlusses von Aktin und Myosin (positiv inotrope Wirkung)	Steigerung von Synthese und Abbau energiereicher Phosphate (»ökonomisierende« Wirkung)

1.5 Herzglykoside und Elektrolyte

Aus dem in 1.4 Gesagten geht hervor, daß der Wirkungsmechanismus der Herzglykoside in erster Linie über eine Beeinflussung der Elektrolytverteilung an der Herzmuskelzelle zu erklären ist. Daraus ist verständlich, daß umgekehrt auch die Elektrolytkonzentrationen einen Einfluß auf die Glykosidwirkung haben.

1.5.1 *Kalium*

Intrazellulärer K^+-Mangel begünstigt die toxische Wirkung der Glykoside, insbesondere wächst die Gefahr ventrikulärer Heterotopien (Extrasystolen, ventrikuläre Tachykardien, Kammerflimmern). Der Serum-K^+-Spiegel ist leider kein sicheres Maß für den K^+-Bestand der Zelle. Bei extrazellulären Ursachen des K^+-Verlustes kann der K^+-Spiegel im Serum schnell absinken, während intrazellulär noch eine zeitlang genügend K^+ vorhanden ist. Dagegen kann es bei einer primären Zellstoffwechselstörung zum Übertritt von K$^+$ aus dem Intra- in den Extrazellulärraum kommen, wobei der Serumspiegel noch relativ lange unverändert bleiben kann (118). In beiden Fällen ist das normale Ionengefälle beeinträchtigt.

Besser als der Serum-K$^+$-Spiegel erlaubt deshalb das Elektrokardiogramm eine Beurteilung des K$^+$-Gehaltes der Herzmuskelzellen (Abb. 7). Das EKG ist bei intrazellulärem K$^+$-Mangel durch eine zunehmende Abflachung bis Negativierung von T bei Anwachsen von U bis zur TU-Verschmelzungswelle gekennzeichnet. Hyperkaliämien mit Anstieg des intrazellulären K$^+$ sind durch überhöhte T-Wellen mit schmaler Basis charakterisiert. Es sei an dieser Stelle noch darauf hingewiesen, daß die typischen EKG-Veränderungen besonders in den Brustwandableitungen (V$_1$ – V$_4$) rechtspraekordial in charakteristischer Weise zu beobachten sind. Ein weiteres, einfach nachweisbares Zeichen für einen Kaliummangel ist der idiopathische Muskelwulst, der insbesondere bei dieser Elektrolytstoffwechselstörung durch Beklopfen der Mm. biceps oder pectoralis mit dem Reflexhammer ausgelöst werden kann.

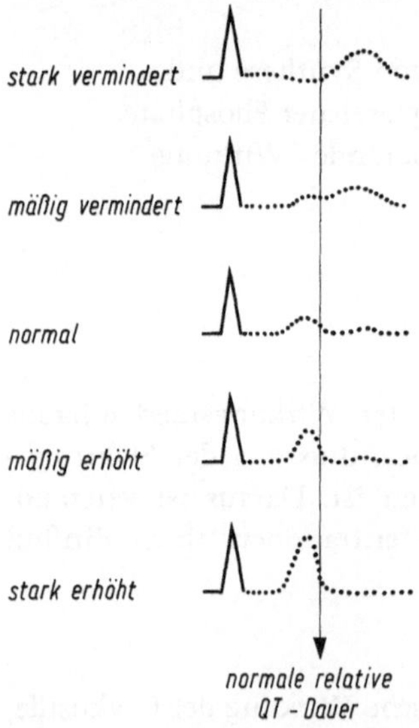

Abb. 7:
Kalium und EKG (nach (135))
Der Kalium-Mangel zeigt sich durch zunehmende Abflachung von T bei Anwachsen von U bis zur T-U-Verschmelzungswelle. Die Hyperkaliämie zeichnet sich durch überhöhte, schmalbasige T-Wellen aus.

Hypokaliämien werden beobachtet bei Durchfällen, Laxantienabusus, Cortison- und Diuretika-Langzeitbehandlung (auch zahlreiche Antihypertonika enthalten Diuretika). Bei polyurischen Nierenerkrankungen muß ebenfalls mit Hypokaliämien gerechnet werden (83). Zahlenmäßig überwiegen die Fälle mit Diuretika-Überdosierung, da oft versucht wird, eine mangelhafte Digitalisdosierung und damit ungenügende Beeinflussung der Herzinsuffizienz durch hohe Dosen von Diuretika auszugleichen. Bei der Behandlung des Coma diabeticum mit Insulin wird gleichzeitig mit der intrazellulären Glykogen-Speicherung auch die K^+-Speicherung in der Zelle intensiviert. Dadurch kommt es ebenfalls zu einer Hypokaliämie (101).
Hyperkaliämien können eine Glykosidintoxikation maskieren. Bei Normalisierung der K^+-Ionen-Konzentration kann eine schwere Glykosidintoxikation manifest werden.

1.5.2 *Kalzium*

Wie aus Schema 2 ersichtlich, ist die vermehrte intrazelluläre Freisetzung von Ca^{++}-Ionen ein wichtiger Schritt im Wirkmechanismus der Herzglykoside. Eine solche Erhöhung der intrazellulären Ca^{++}-Ionen-Konzentration kann auch durch ein vermehrtes Angebot von Ca^{++} von außen auftreten, z. B. bei Kalzium-Injektionen, bei Hyperkalziämien, bei primärem Hyperparathyreoidismus, beim Milch-Alkali-Syndrom, bei Knochenmetastasen, nach Vitamin D- und AT 10-Gabe (83). Die Digitaliswirkung ist in diesen Fällen verstärkt, was bei der Dosenführung zu berücksichtigen ist, um toxische Konzentrationen zu vermeiden. Intravenöse Kalzium-Injektionen während einer Herzglykosidtherapie sollten möglichst nicht oder, bei lebensnotwendiger Indikation, nur mit größter Vorsicht (extrem langsam) durchgeführt werden.

1.5.3 *Magnesium*

Die Membran-ATPase wird durch Mg^{++} aktiviert (29). Dies mag ein Hinweis darauf sein, daß bei Hypomagnesiämie die Digitalisempfindlichkeit gesteigert ist (83). I. v.-Gaben von Magnesium sollen bei Digitalisintoxikation kurzfristig eine günstige Wirkung haben (83).

1.6 Resorption, Verteilung, Metabolismus und Ausscheidung herzwirksamer Glykoside

Über das Verhalten der Herzglykoside im Organismus ist besonders seit der Anwendung radioaktiv markierter Glykoside Aufschluß gewonnen worden.

1.6.1 Resorption

Die Resorption herzwirksamer Glykoside ist ihrer Lipoidlöslichkeit direkt proportional (36, 42). So wird zum Beispiel das gut lipoidlösliche Digitoxin vollständig, das gut wasserlösliche k-Strophanthin-γ nicht resorbiert (35). Eine Sonderstellung nimmt das zu ca. 34 % resorbierbare k-Strophanthin α (Cymarin) ein.

1.6.2 Verteilung

1.6.2.1 Bindung an Plasmaproteine

Nach parenteraler Applikation oder nach enteraler Resorption aus dem Dünndarm werden die Herzglykoside zunächst in unterschiedlicher Intensität an Plasmaproteine, vorwiegend Albumin, gebunden. In-vitro-Versuche mit verschiedenen Proteinlösungen zeigten, daß Digitoxin sehr stark, Digoxin weniger und g-Strophanthin nicht nachweisbar gebunden werden (102, 103, 113). Die gebundene Form ist am Herzen unwirksam. Die verschiedenen Bindungsintensitäten sind wahrscheinlich die Ursache dafür, daß im Organismus die stark gebundenen Glykoside (Digoxin und Digitoxin) einen langsameren Wirkungseintritt und spätere Vollwirkung (Latenz) zeigen, als die schwach gebundenen, wie z. B. g-Strophanthin (49, 71, 103). Auch die Abklingquoten der Herzglykoside (s. 5.3) weisen eine deutliche Abhängigkeit von der Albuminbindung auf. Wie man aus Abb. 8 ersehen kann, klingen die wenig albumingebundenen Glykoside schnell ab, die stark gebundenen langsam (113).

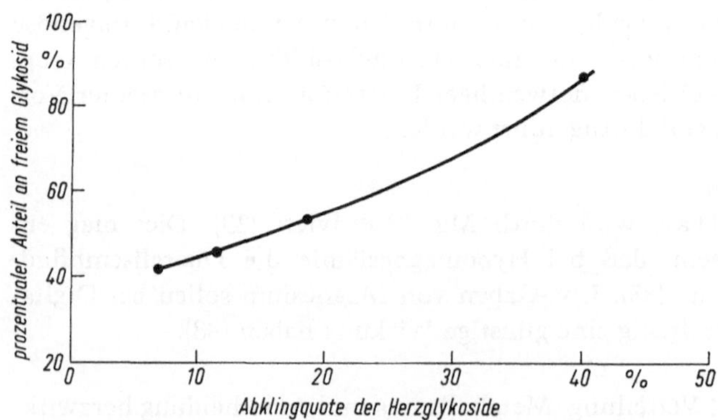

Abb 8: Abhängigkeit des prozentualen Anteils an freiem, nicht proteingebundenem Herzglykosid von der Abklingquote diverser Glykoside (nach[113]). Man erkennt, daß mit steigender Abklingquote der Anteil an freiem Glykosid wächst. Glykoside mit niedriger Abklingquote haben eine hohe Eiweißbindung.

1.6.2.2 *Plasma-Glykosid-Spiegel*

Bei wiederholter Messung des Plasmaglykosidspiegels nach einer einmaligen i.v.-Glykosid-Injektion erhält man eine typische Kurve, die bei allen Glykosiden in ähnlicher Weise verläuft (10, 71, 73, 95).

In Phase I kommt es zu einem sehr raschen Sinken der Konzentrationen, bedingt durch die Verteilung des Glykosids im Organismus. Der etwas langsamere Abfall in Phase II ist noch durch Verteilungs-, möglicherweise auch Ausscheidungsphänomene bedingt. Dann folgt bei sehr geringer Plasmakonzentration (ng-Bereich) ein nur noch geringer Abstieg der Plasmaspiegel-Kurve. Dieser Abfall dürfte, wie schon *Okita* et al. (95) vermuteten, den echten Abklingvorgängen entsprechen, die z. B. in der Abklingquote gemessen werden. An dieser Stelle sei auch auf das Phänomen des Frequenzwiederanstieges bei der Tachyarrhythmiebehandlung hingewiesen. Wir haben beobachtet, daß der maximalen Frequenzsen-

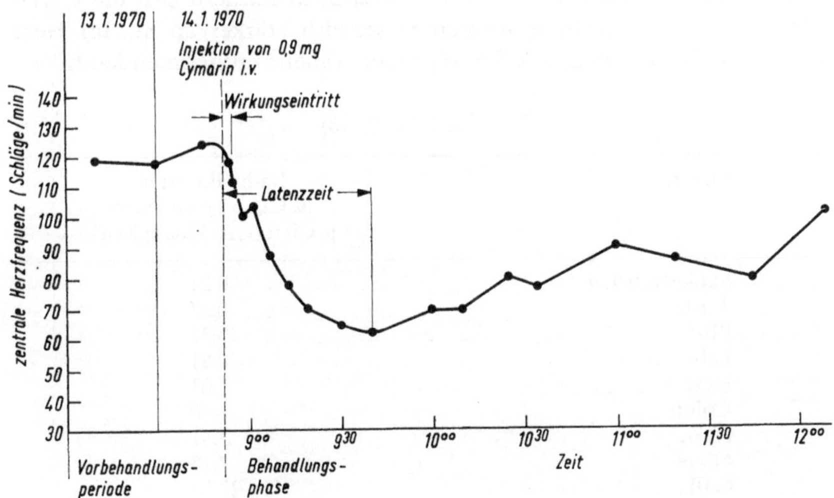

Abb. 9:

Phänomen des Frequenzwiederanstieges nach Injektion schnell abklingender Herzglykoside

Bei einem 62jährigen Patienten mit tachykarder Flimmerarrhythmie bei dekompensierter Kardiosklerose finden sich in der Vorperiode Frequenzwerte um 120 Schläge/min. Durch 0,9 mg Cymarin intravenös wird ein Frequenzrückgang auf 60/min erzielt. Nach 90 min ist die Frequenz dann wieder auf 90/min angestiegen. Die Ausgangswerte werden nicht wieder erreicht.

kung nach Injektion eines kurzwirksamen Glykosids ein erneuter Frequenzanstieg folgt, der nicht mit dem Anstieg in der eigentlichen Abklingphase des Glykosids verwechselt werden darf (6, 12) (Abb. 9). Der Frequenzverlauf verhält sich hier umgekehrt proportional zum Plasmaglykosidspiegel und ist ein klinischer Hinweis für die Verteilung des Glykosids im Organismus (6, 12). Als Beispiel sei der Verlauf der Herzfrequenz eines Patienten mit Tachyarrhythmie nach Injektion von Cymarin abgebildet (Abb. 9).
Für Digoxin liegen bei einer gut eingestellten Dauertherapie die Glykosid-Plasmaspiegel zwischen 0,8 und 4,5 ng/ml (33).

1.6.2.3 *Gewebsverteilung der Herzglykoside*
Die früher angenommene besondere Affinität der Herzglykoside zum Myokard konnte durch Untersuchungen mit markierten Glykosiden nicht bestätigt werden (23, 94, 137). Tatsächlich reichern sich die Glykoside in den Ausscheidungsorganen wesentlich stärker an als im Herzmuskelgewebe, wie man aus der folgenden Tabelle entnehmen kann

Tabelle 1 (nach 86)

Organ	Radioaktivität (μ Ci/100 g Gewebe μ Ci/100 ml Flüssigkeit)
Skelettmuskel	0.21
Aorta	0.27
Blut	0.31
Leber	0.81
Herz	1.01
Colon	2.90
Harn	3.41
Niere	7.15
Galle	27.70

Verteilung der Radioaktivität beim Hund 18 Stunden nach i. v.-Injektion von 5 μ Ci (0,07 mg) 3 H Digoxin/kg

Immerhin ist aber doch deutlich, daß das Glykosid im Herzmuskel höher konzentriert ist als im Skelettmuskel und im Blut. Dieser Befund wurde auch beim Menschen bestätigt (87). Nach präoperativer Verabreichung von Strophanthin fanden *Marks* et al. eine fünfmal höhere Konzentration im bioptisch gewonnenen Herzohr als im Serum. Bei Untersuchungen mit der Methode nach *Lowenstein* (81, 82) fanden *Binnion* et. al. (15) bei

Patienten, die unter einer Dauertherapie mit Digoxin standen und die sich einer Mitralstenosenoperation unterzogen, im Herzohr eine mittlere Glykosidkonzentration von 219 ng/g, die weit über der gleichzeitigen Plasmakonzentration von nur 0,5 ng/ml lag.

1.6.3 *Metabolismus*

Herzglykoside werden hauptsächlich in der Leber abgebaut (137, 143), wenn auch andere Organe, wie etwa die Niere, in geringem Ausmaß am Abbauprozeß beteiligt sind (137). Zwischen den einzelnen Glykosiden bestehen im Metabolismus erhebliche Unterschiede. Strophanthin wird im menschlichen Organismus fast nicht abgebaut, das Glykosid wird nur im unveränderten Zustand im Harn ausgeschieden (137). Digitoxin wird leichter abgebaut als Digoxin. Von beiden werden wahrscheinlich in der Leber Zuckermoleküle stufenweise abgespalten, während das Steroidgerüst weitgehend unverändert bleibt (72). Die Abbauprodukte bis zu den Geninen besitzen noch eine positiv inotrope Wirkung. Die Genine können im Organismus epimerisieren (137), d. h. es läuft eine mehrstufige Reaktionskette ab, die die Konjugation mit Glukuronsäuren ermöglicht. Die Produkte dieser Reaktionen sind biologisch inaktiv. Vom Digoxinester β-Acetyldigoxin, der aufgrund seiner guten Lipoidlöslichkeit besser resorbiert wird als Digoxin, werden durch Esterasen die Acetylgruppen größtenteils schnell wieder abgespalten, so daß Digoxin zur Wirkung kommt (140). In diesem Fall kommt der Acetylgruppe die Funktion einer Resorptionshilfe zu.

1.6.4 *Ausscheidung*

Sowohl Herzglykoside als auch ihre Metaboliten werden fast ausschließlich über die Niere ausgeschieden (71, 83). Eine geringe Ausscheidung erfolgt auch über den Darm, wobei allerdings gut resorbierbare Glykoside im Sinne eines enterohepatischen Kreislaufs rückresorbiert werden (137). Es muß beachtet werden, daß Patienten, die an einer Niereninsuffizienz leiden, Glykoside langsamer ausscheiden als Nierengesunde (73, 74), wodurch man leicht in toxische Konzentrationen kommen kann. Bei 50 % bis 70 % der üblichen Erhaltungsdosis von Strophanthin, Lanatosid C und Digoxin konnten bei Patienten mit schwerer Niereninsuffizienz bereits eindeutige Zeichen einer Glykosidüberdosierung nachgewiesen werden (83, 106). Die Therapie muß daher bei Niereninsuffizienz auf mindestens 70 % bis 50 % der sonst üblichen Glykosidmenge reduziert werden.

Abschließend folgt eine schematische Darstellung der möglichen Verteilungsvorgänge der Glykoside im Organismus (modifiziert nach 71).

Schema 3 – modifiziert nach (71)

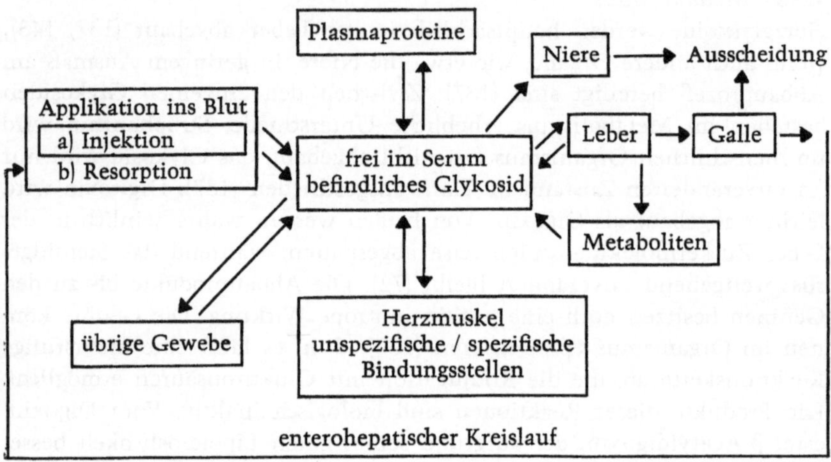

2.   Indikationen zur Therapie mit Herzglykosiden

2.1   Herzmuskelinsuffizienz
(Hämodynamische Myokardinsuffizienz)

Definition: Unter Herzmuskelinsuffizienz versteht man die Unfähigkeit
des Herzens, trotz genügenden venösen Angebotes den Gesamtorganis-
mus, seinen Bedürfnissen entsprechend, ausreichend mit Blut zu versor-
gen (120). Richtungsweisende Symptome sind Herzvolumenzunahme und
Anstieg des enddiastolischen Druckes (manchmal erst nach Belastung).
Fleckenstein unterscheidet bei der Entstehung der Herzinsuffizienz im wesentlichen zwei Mechanismen (27):

a) *Störungen der Energiebildung*
Bei einigen Krankheiten (insbesondere bei Hypoxie) kommt es zur Herzinsuffizienz, weil dem Myokard nicht mehr genügend energiereichende
Phosphate zur Verfügung stehen. Die hämodynamischen Auswirkungen
einer solchen Energiebildungsstörung lassen sich besonders deutlich im
Anoxieversuch beobachten; bei ausreichender Sauerstoffzufuhr bilden sie
sich rasch zurück. Herzglykoside dagegen sind bei der Herzinsuffizienz
auf dem Boden einer Energiebildungsstörung wirkungslos.

b) *Störungen der Energieverwertung*
Bei dieser sogenannten Utilisationsinsuffizienz ist zwar der Gehalt des
Myokards an energiereichen Phosphaten normal, oft sogar über die
Norm erhöht; die an das Phosphat gebundene Energie kann hierbei je-
doch nicht mehr in ausreichendem Maß für die Kontraktion nutzbar
gemacht werden. Die Nutzung der energiereichen Phosphate setzt die
Anwesenheit von Ca^{++}-Ionen und sympathischer Überträgerstoffe
(Adrenalin bzw. Noradrenalin) voraus. Da unter der Einwirkung von
Glykosiden der intrazelluläre Ca^{++}-Ionen-Gehalt ansteigt, wird die Uti-
lisation der energiereichen Phosphate verbessert und die Kontraktilität
des Myokards nimmt wieder zu. Der überwiegenden Zahl der klinisch zu
beobachtenden Insuffizienzformen liegt eine Energieverwertungsstörung
zugrunde; nur in wenigen Fällen, bei Anoxie, Hyperthyreose und anderen
Stoffwechselkrankheiten, ist die Herzinsuffizienz Ausdruck einer Energiebildungsstörung und darum durch Herzglykoside nicht beeinflußbar.

c) *Mischformen*
Neben den beiden reinen Formen myokardialer Stoffwechselstörungen
gibt es auch zahlreiche Mischformen, bei denen die Herzschwäche durch

Störungen der Energiebildung sowie der Energieverwertung bedingt ist
(96). Unabhängig davon, inwieweit im Einzelfall die eine oder andere
Stoffwechselstörung dominiert, stellt das klinische Erscheinungsbild der
Herzinsuffizienz fast immer eine Indikation zur Glykosidtherapie dar.
Erfahrungsgemäß kommt die Glykosidwirkung besonders gut zum Ausdruck, wenn der Kontraktionsinsuffizienz eine Hypertonie, ein Vitium
oder eine Kardiosklerose zugrunde liegt, gleichgültig ob es sich dabei um
eine Rechts- oder Linksinsuffizienz oder um eine Doppelinsuffizienz
handelt. Es ist aber für die Indikation zur Glykosidtherapie von untergeordneter Bedeutung, auf welche Weise die vorliegende Kontraktionsinsuffizienz zustande gekommen ist. Neben den schon genannten Ursachen
kommen hierfür sowohl primäre Herzmuskelerkrankungen auf entzünd-
licher, infektiös-toxischer und degenerativer Basis (z. B. das sogenannte
Altersherz) in Betracht, wie auch Vergiftungen und andere Noxen (Bar-
biturate, chronischer Alkoholabusus) sowie infarktbedingte Herzmuskel-
narben (123). Auch die chronische Volumen- und Druckbelastung bei er-
worbenen und angeborenen Fehlbildungen des Herzens und der großen
Gefäße, chronische Erkrankungen des Respirationsapparates, Hyperthyreosen und Anaemien können im Laufe der Zeit zur Kontraktionsinsuffizienz führen (123), und damit eine Glykosidtherapie notwendig machen.

2.2   Belastungsinsuffizienz

Wenn unter Ruhebedingungen die Kontraktionskraft des Herzens für
die Gewährleistung der peripheren Durchblutung ausreicht, im Bela-
stungstest jedoch Insuffizienzzeichen provoziert werden können, spricht
man von einer Belastungsinsuffizienz. Diese läßt sich durch Glykoside
besonders gut beeinflussen. Die Frühdigitalisierung der Belastungsinsuffizienz ist unbedingt erforderlich, weil die unökonomische Arbeitsweise
des Herzens zur Hypoxie des Myokards und damit zu disseminierten
Nekrosen und Narbenbildungen führt. Die kontraktionsfähige Substanz
nimmt dabei immer mehr ab, und es entwickelt sich schließlich eine
Ruheinsuffizienz, die bei rechtzeitigem Glykosideinsatz hätte vermieden
werden können (100).
Auch bei allen Vitien, seien sie angeboren oder erworben, ist die Frühdigitalisierung zu fordern, weil hier, lange bevor es zur Ruheinsuffizienz
kommt, eine pathologische und damit therapiepflichtige Druckbelastung
im großen und kleinen Kreislauf besteht (84).
So wichtig einerseits die frühzeitige Glykosidbehandlung der Belastungsinsuffizienz ist, so schwierig ist es, sie rechtzeitig zu erkennen. Zur Sicherung

der Diagnose sind methodisch aufwendige Untersuchungen erforderlich, wie Bestimmung von Belastungsvenendruck (63, 64, 78), von Herzvolumen und maximalem Sauerstoffpuls – Näheres s. *Reindell* et al. (100). Methodisch einfacher ist der Arbeitsversuch mit Stufenbelastung, bei dem die Herzfrequenz während und nach der Belastung ein recht zuverlässiges Maß für die Leistungsreserven des Herzens ist (57). Während diese Untersuchungen vorwiegend der Klinik vorbehalten bleiben, ist man in der Praxis weitgehend auf anamnestische Angaben und unmittelbare klinische Befunde angewiesen:

Der Verdacht auf eine Belastungsinsuffizienz ergibt sich, wenn nach einem Herzinfarkt oder einer Myokarditis verstärkt Atemnot oder Herzklopfen nach Belastung (Treppensteigen) auftreten. Auch eine Nykturie und das Auftreten abendlicher Beinoedeme weisen auf eine Belastungsinsuffizienz hin. Dies gilt vor allem für Patienten mit fixierter Hypertonie, Adipositas, Diabetes mellitus (2), für solche mit Herzfehlern und Patienten höherer Altersklassen (sog. Altersherz oder Altersinsuffizienz).

Im EKG sind Veränderungen im Bereich von QRS und ST erste Hinweise für eine Belastungsinsuffizienz. Röntgenologisch findet man häufig eine Hypertrophie vorwiegend des linken Ventrikels. Wenn jedoch zum Zeitpunkt der Diagnose die EKG- und Röntgen-Befunde noch völlig normal sind, so spricht dies bei typischen anamnestischen und klinischen Befunden keineswegs gegen das Vorliegen einer Belastungsinsuffizienz.

Beim Verdacht auf Belastungsinsuffizienz des Herzens sollte die Therapie mit Glykosiden möglichst rasch eingeleitet werden, am besten in Form der mittelschnellen Sättigung. Gibt der Patient nach etwa 14 Tagen an, daß seine Beschwerden nachlassen und fühlt er sich leistungsfähiger, so darf die »ex juvantibus« gestellte Diagnose als gesichert gelten und die Dauerbehandlung mit Glykosiden sollte angeschlossen werden (65, 123).

2.3 Herzrhythmusstörungen

Seltener als bei den verschiedenen Formen der Kontraktionsinsuffizienz ergibt sich die Indikation zur Glykosidbehandlung bei Rhythmusstörungen des Herzens. Aus dieser Indikation werden die Glykoside allerdings in den letzten Jahren zunehmend durch die Elektrotherapie (Kardioversion) verdrängt, weil mit ihr eine raschere, sicherere und ungefährlichere Behandlung möglich ist. Als Beispiel sei das EKG eines Patienten mit Vorhofflimmern abgebildet: Nach einem Elektroschock von 100 Wsec geht das Vorhofflimmern in regelmäßigen Sinusrhythmus über (Abb. 10).

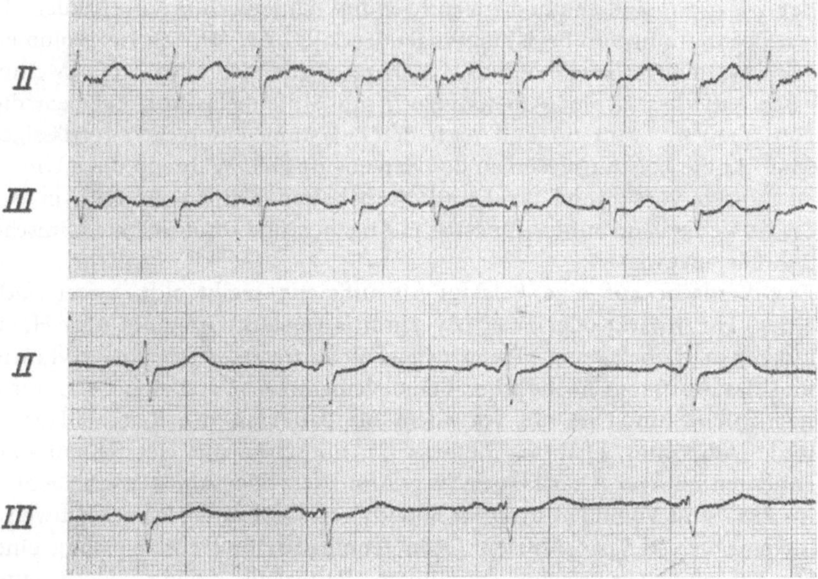

Abb. 10:
Elektrische Kardioversion
67jähriger Patient mit paroxysmaler schneller Flimmerarrhythmie bei kompensierter Kardiosklerose. Ab. II u. III,
50 mm/sec
a) Bei Einlieferung Kammerfrequenz 160/min, absolute Arrhythmie bei Vorhofflimmern
b) Nach Elektroschock von 100 Wsec: Sinusrhythmus, Frequenz 80/min

2.3.1 *Schnelle Kammerarrhythmie bei Vorhofflimmern und Vorhofflat-*
tern (auch ohne Herzinsuffizienz)
Durch intravenöse Schnellsättigung mit Glykosiden können auch erheblich beschleunigte Kammerfrequenzen in den Normbereich hinein verlangsamt werden (Abb. 14). Manchmal kommt es sogar zum Wiederauftreten eines normalen Sinusrhythmus. Wenn auch zur Regularisierung
von Vorhofflattern und Vorhofflimmern die Kardioversion bevorzugt wird,
lassen sich zur Intervallbehandlung neben dem Chinidin auch Glykoside
erfolgreich anwenden. Als Beispiel sei das EKG der Patientin F. C. abgebildet, bei der mehrmals täglich paroxysmale Flimmertachykardien auftra-

30

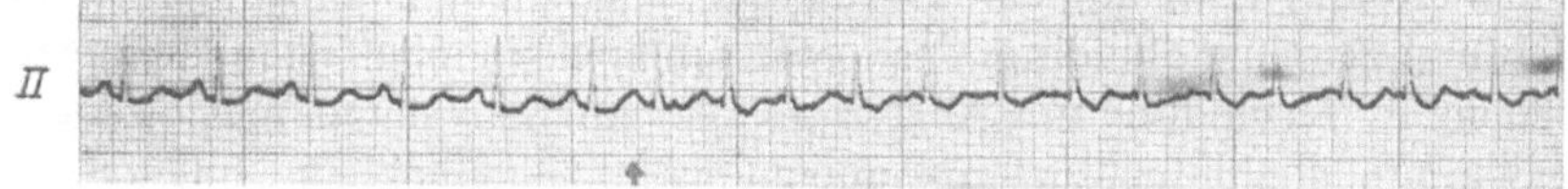

Abb. 11:
60jährige Patientin mit paroxysmaler Flimmerarrhythmie.
Im EKG-Streifen (Abl. II, 25 mm/sec) zunächst regelmäßiger
Sinusrhythmus, eine supraventrikuläre Extrasystole (Pfeil) lei-
tet dann Vorhofflimmern und eine absolute Arrhythmie ein.

ten (Abb. 11). Nachdem die Therapie mit verschiedenen Antiarrhythmika
ohne Erfolg geblieben war, wurde eine mittelschnelle Sättigung mit Digitoxin durchgeführt. Danach traten die Anfälle nicht mehr auf. Es muß
jedoch betont werden, daß es in zahlreichen Fällen auch mit Glykosiden
nicht gelingt, das paroxysmale Vorhofflimmern zu verhindern.

2.3.2 Supraventrikuläre paroxysmale Tachykardien

Beim Krankheitsbild der paroxysmalen Tachykardie läßt sich durch Schnell-
digitalisation manchmal ein Anfall unterbrechen (111, 112). Moderne Antiarrhythmika vom Typ des Verapamil (13 a) und die Kardioversion machen
die Glykosidanwendung heute allerdings meist entbehrlich.

2.4 Besondere Indikationen für Herzglykoside

2.4.1 Die Koronarinsuffizienz

Die Wirkung der Herzglykoside bei Angina pectoris ist umstritten. Während die meisten Autoren eine Behandlung echter Stenokardien mit Herzglykosiden ablehnen (118), wird von anderer Seite immer wieder auf deren
günstigen Effekt hingewiesen. Erst vor kurzem konnte bestätigt werden,
daß myokardiale Insuffizienzzeichen oft mit einer Koronarsklerose ver-
gesellschaftet sind (114). Dies geht aus einer Analyse hervor, welcher die
Ergebnisse von mit Glykosiden behandelten Koronarkranken zugrunde-
lagen. Dabei ließ sich durch eine »ex juvantibus« eingeleitete Glykosidtherapie zeigen, daß die O₂-Versorgung des Myokards bei gleichzeitig vor-
liegender Kontraktionsinsuffizienz noch weiter verschlechtert wird. Es steht
allerdings fest, daß die Häufigkeit der Angina pectoris-Anfälle durch eine
Glykosidtherapie nicht verringert werden kann (121). Auch die Erhöhung
des enddiastolischen Druckes im stenokardischen Anfall kann durch
Glykoside nicht beeinflußt werden (13). Wir vertreten den Standpunkt, daß
bei Angina pectoris ein günstiger Glykosideffekt nur dann erwartet werden

kann, wenn gleichzeitig eine Herzmuskelinsuffizienz besteht. Wie die Erfahrung zeigt, ist allerdings das Vorkommen einer manifesten Herzinsuffizienz in Verbindung mit Angina pectoris-Anfällen selten, meist handelt es sich um latente Insuffizienzformen.

2.4.2 *Der apoplektische Insult*
(Zerebrale Durchblutungsstörungen, zerebrovaskuläre Insuffizienz)
Zur Deckung seines Sauerstoffbedarfs benötigt das Gehirn ca. 15–20 % des Herz-Zeit-Volumens in Ruhe. Bei kardialer Dekompensation sinkt die Sauerstoffversorgung des Gehirns um etwa 20 % ab (60). Auch eine noch latente Herzinsuffizienz kann bei älteren Menschen mit Gefäßveränderungen im Versorgungsbereich der Arteria carotis interna zum Schlaganfall führen. So fanden sich bei Patienten mit intermittierenden Ischämien des Gehirns in 76 % der Fälle und bei solchen mit Enzephalomalacien in 73 % der Fälle auch kardiale Veränderungen (14). Besonders augenfällig ist der Zusammenhang zwischen zerebraler Mangeldurchblutung und kardialen Affektionen bei den tachykarden Rhythmusstörungen (Tachykardie und salvenförmige Extrasystolie), bei denen es infolge des Blutdruckabfalls zu einer ganz erheblichen zerebralen Minderdurchblutung kommt (60). In Übereinstimmung mit anderen Autoren (24, 31, 60, 98) führen wir – neben den anderen therapeutischen Maßnahmen, vor allem Dextran-Infusionen – die sofortige i.v.-Schnellsättigung mit Glykosiden durch und haben unter dieser Therapie günstige Verlaufsbilder gesehen. Dabei schien der Effekt des k-Strophanthin ausgeprägter als der anderer Glykoside zu sein, wenngleich wir eine Erklärung hierfür nicht geben können. Einige Autoren schreiben dem Strophanthin spezielle nutritive Wirkungen am Gehirn zu (98). Es sei in diesem Zusammenhang darauf hingewiesen, daß herzunwirksame orale Strophanthindosen eine zentral erregende Wirkung haben können (sog. Kaffeeschwips des Strophanthin) (99).

3. Kontraindikationen für Herzglykoside

3.1 Glykosidintoxikation

Die wichtigste Kontraindikation für Herzglykoside ist eine bereits bestehende Glykosidintoxikation (118), deren Diagnose zuweilen recht schwierig sein kann. Wird jedoch beim Vorliegen einer Intoxikation die Glykosidbehandlung fortgesetzt, so sind ernsthafte Rhythmusstörungen wie Kammertachykardien, Kammerflattern, Kammerflimmern und AV-Blockierungen höheren Grades zu befürchten (siehe 8.1).

3.2 Vorbereitung zur Kardioversionsbehandlung

Während der Vorbereitung zur Kardioversion sollten Glykoside nicht gegeben werden, da es sonst im Anschluß an die Elektrotherapie zu gehäuften und möglicherweise gefährlichen Rhythmusstörungen kommen kann (11, 19, 28). Bei vordigitalisierten Patienten empfiehlt es sich, die Kardioversion erst dann vorzunehmen, wenn durch vorübergehendes Absetzen des Glykosids der Wirkspiegel auf etwa die Hälfte abgesunken ist (je nach Glykosid 1,5 – 7 Tage). Es muß auch bedacht werden, daß nach einer Kardioversion die Glykosidtoleranz herabgesetzt sein kann und Glykoside darum oft niedriger dosiert werden müssen als vorher.

3.3 Subvalvuläre muskuläre Klappenstenosen (insbesondere die idiopathische, hypertrophische Subaortenstenose)

Bei diesen seltenen Krankheitsbildern führen hypertrophe Muskelmassen im Bereich der Ventrikel-Ausflußbahnen zu subvalvulärer Stenosierung. Durch Glykoside kann infolge der verbesserten Kammerkontraktion die Ausbildung dieser stenosierenden Muskelwülste beschleunigt und verstärkt werden. Da infolgedessen der systolische Druckgradient zwischen Kammer und Aorta bzw. Kammer und Pulmonalis ansteigt, besteht die Gefahr, daß mit der Glykosidtherapie ein endgültiges Versagen des Ventrikels eingeleitet wird.

Als Therapie der Wahl bei diesen Erkrankungen gilt heute die Behandlung mit β-Rezeptoren-Blockern (7, 51). Bei gleichzeitig bestehender Herzinsuffizienz müssen jedoch neben den β-Blockern auch Glykoside in vorsichtiger Dosierung verabreicht werden (48).

3.4   Andere, nicht auf Glykoside ansprechende Erkrankungen

Im folgenden sind Erkrankungen aufgeführt, bei denen Herzglykoside wirkungslos und daher auch nicht indiziert sind (nach *Schmidt-Voigt*) (110):

Dyspnoe bei primär pulmonalen Erkrankungen, z. B. Lungenemphysem;

statisch-zirkulatorische Oedeme und Oedeme extrakardialer Genese, z. B. beim varikösen Symptomenkomplex, bei Übergewicht, Myxoedem, Nephrosen und Lebererkrankungen;

mechanisch bedingtes Herzversagen (nicht-muskulär bedingte Herzinsuffizienz, z. B. bei Perikarditis konstriktiva);

durch Stoffwechselstörungen und endokrine Erkrankungen ausgelöste Herzinsuffizienz (Myxoedem, Hyperthyreosen, Leberzirrhose, Uraemie, hochgradige Anaemie usw.);

Sinustachykardie, die nicht Ausdruck einer Herzinsuffizienz ist.

4.   Applikationsformen der Herzglykoside

4.1   Geeignete Applikationsformen

4.1.1   *Intravenöse Injektion und Infusion*

Die Vorteile der intravenösen Applikation sind der rasche Wirkungseintritt und die weitgehend verlustlose Aufnahme des Glykosids in den
Organismus. Für die Sofortbehandlung in kardiologischen Notfallsitua-
tionen, z. B. beim Lungenoedem, kommt nur diese Applikationsform in
Frage; auch bei der manifesten Rechtsherzinsuffizienz ist sie unbedingt
anzuraten. Eine orale Verabreichung ist hier sehr unsicher, da wegen der
Stauungserscheinungen im Magen-Darm-Trakt (Stauungsgastritis, Stau-
ungsleber) von vornherein mit einer schlechten Resorption gerechnet
werden muß. Außerdem sollte in allen Fällen, in denen eine exakte Steue-
rung der Glykosidgabe besonders wichtig ist, z. B. bei Erbrechen oder im
Koma, intravenös behandelt werden.

4.1.2   *Orale Applikation*

Die Glykosidtherapie ist fast immer eine lebenslange Dauertherapie,
vergleichbar mit der Insulintherapie beim Diabetes mellitus. Für eine
Dauerbehandlung kommt in der Mehrzahl der Fälle nur die orale Applikation in Frage. Von entscheidender Wichtigkeit ist dabei die enterale
Resorbierbarkeit von Glykosiden. Weniger wichtig scheint es zu sein, ob
die Glykoside als Dragée, als Tabletten oder als Tropfen gegeben werden;
obwohl wir oft den Eindruck hatten, daß dünndarmlösliche Dragées besser vertragen werden.

4.2   Weniger geeignete Applikationsformen
Intramuskuläre Injektion und rektale Applikation

Wegen der nicht sicheren Resorptionsverhältnisse sollte man diese Ap-
plikationsformen möglichst vermeiden.

5. Begriffsdefinitionen zur Therapie mit Herzglykosiden

5.1 Der Wirkspiegel

Augsberger (3) versteht unter dem Wirkspiegel »die aktuelle Glykosidwirkung in mg«. Dieser Wert gibt an, wieviel mg des Glykosids sich im Körper befinden. Man muß sich bewußt sein, daß mit dem Begriff Wirkspiegel nicht die Gewebs- oder Plasmakonzentration gemeint ist. Es handelt sich vielmehr in physikalischem Sinne um eine Größe ohne Dimension (127, 128). Diese Größe entspricht der insgesamt applizierten Dosis, reduziert um den Substanzverlust in der Zeit. Die Unterteilung in intravenösen und oralen Wirkspiegel ist widersprüchlich und sollte deshalb vermieden werden. Wenn man den Wirkspiegel nach intravenöser Sättigung kennt, so läßt sich mit Hilfe der Resorptionsquote leicht errechnen, welche äquivalente Glykosidmenge bei peroraler Medikation zu seiner Erzielung bzw. Aufrechterhaltung nötig ist.

Es sind verschiedene Wirkspiegel definiert: Unter *minimalem* Wirkspiegel versteht man ca. 25 % des individuellen Vollwirkspiegels (s. 5.2). Wenn die im Körper befindliche Glykosidmenge unter den minimalen Wirkspiegel absinkt, ist eine klinische Wirkung nicht mehr zu erwarten. Der *toxische* Wirkspiegel ist definiert als die Glykosidmenge, die zu Intoxikationserscheinungen führt; er liegt bei etwa 150 % des individuellen Vollwirkspiegels. Wichtigster klinischer Begriff ist der *Vollwirkspiegel*.

5.2 Der Vollwirkspiegel

Die im Körper befindliche Glykosidmenge, mit der am insuffizienten Herzen ein optimaler Effekt (= Kompensation) erzielt wird, stellt den Vollwirkspiegel dar. Obgleich dieser Begriff für die Praxis der Glykosidtherapie von allergrößter Bedeutung ist, besteht bis heute weitgehende Uneinigkeit über seine Definition, ja sogar über seine Nomenklatur. Von den folgenden Synonyma, die vorgeschlagen worden sind, drückt jedes Teilaspekte dieses für die Klinik so bedeutungsvollen Begriffes aus (38):

> Vollwirkspiegel
> Vollwirkdosis
> Vollwirkquantum
> aktuelle Vollwirkdosis/Äquivalent
> korrigierte Vollwirkdosis
> optimale Vollwirkdosis und
> volle Frequenzdosis.

Trotz aller Einwände halten wir an dem Begriff »Vollwirkspiegel« fest, der ja auch in der Literatur am weitesten verbreitet ist. Es muß noch einmal betont werden, daß unter Vollwirkspiegel nur die bei völliger Rekompensation im Körper vorhandene Glykosidmenge gemeint ist, ohne Rücksicht auf Konzentration, Gewebsverteilung und Gewicht des Patienten. Auch die Zeit, die nötig ist, diese Menge dem Körper zuzuführen, sowie die Glykosidmenge, die durch Abbau und Ausscheidung verlorengeht, wird bei dem Begriff »Vollwirkspiegel« nicht berücksichtigt. Wenn mit einer einzigen intravenösen Injektion eine dem Vollwirkspiegel entsprechende Dosis verabreicht werden könnte, ließe sich der Zeitfaktor von vorneherein eliminieren. Dies ist aber für klinische Belange so gut wie nie möglich, da der Vollwirkspiegel viel zu großen individuellen Schwankungen unterliegt. Die individuellen Vollwirkspiegel gruppieren sich um eine Mittelwertskurve, die der *Gauß*'schen Fehlerverteilungskurve gleicht (vgl. Abb. 12). Der mittlere Vollwirkspiegel der meisten Herzglykoside liegt bei einem Wert von 2 mg (133), wobei zu bedenken ist, daß die individuellen Werte zwischen 50 und 200 % der in den Tabellen angegebenen Mittelwerte schwanken. Einzelne Patienten haben einen besonders hohen Glykosidbedarf, der noch über das Doppelte der Durchschnittsdosis hinausgehen kann (118). Nach wie vor gilt der Ausspruch von *Edens*: »Jedes Herz hat seine eigene Digitalisdosis«.

Oft ist versucht worden, aus der Art der Herzerkrankung Rückschlüsse auf den zu erwartenden Glykosidbedarf zu ziehen. Dies führt jedoch zu widersprüchlichen Ergebnissen, da der von Fall zu Fall verschiedene Glykosidbedarf nicht streng mit bestimmten Erkrankungsformen korreliert ist. Übereinstimmung besteht lediglich darin, daß bei fortgeschrittenen

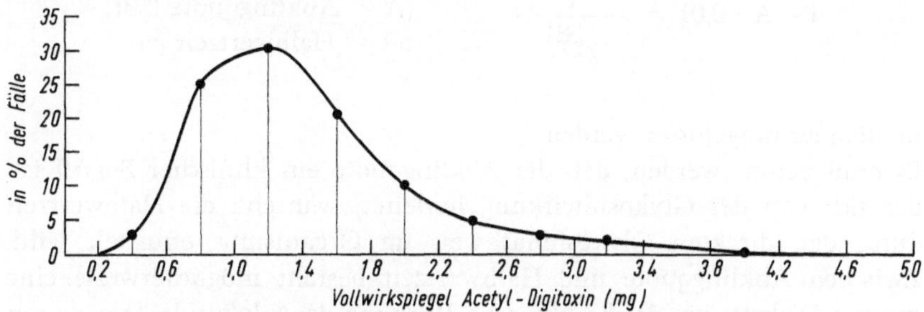

Abb. 12:
Verteilungskurve der individuellen Vollwirkspiegel von Acetyl-Digitoxin (nach *Hachmann*) (44)

Stadien der Herzinsuffizienz der Glykosidbedarf erhöht ist. Da man in diesen Fällen bis an die Grenze der Verträglichkeit dosieren muß, wird die therapeutische Breite der Herzglykoside zwangsläufig eingeengt.

Es gilt als sicher, daß Glykosid-Toleranz und Glykosid-Bedarf durch stoffwechselbeschleunigende Prozesse, wie Fieber und Schilddrüsenüberfunktion, um etwa 50 % gesteigert werden. Bei latenter Herzinsuffizienz (Belastungsinsuffizienz, sog. Altersherz) kann von vornherein mit einem relativ geringen Glykosidbedarf gerechnet werden.

Bei Niereninsuffizienz kann die Glykosidausscheidung verringert sein. Daraus resultiert dann eine geringere Abklingquote, d. h. bei einmal erreichtem Vollwirkspiegel ist auch die Erhaltungsdosis geringer als es der Regel entspricht.

Einen gewissen Hinweis auf den individuellen Glykosidbedarf des Organismus gibt die Tabelle auf Seite 39.

5.3   Abklingquote

Die im Organismus vorhandene Glykosidmenge, beispielsweise der Vollwirkspiegel, wird durch Ausscheidung und Abbau kontinuierlich vermindert. Die Abklingquote sagt aus, um wieviel Prozent eine vorhandene Glykosidwirkung in einem Zeitraum von 24 Stunden abnimmt. Dem Wirkverlust läuft ein Substanzverlust parallel. Der Begriff ist eine umgekehrte Formulierung der Halbwertzeit ($\frac{t}{2}$). Letztere gibt an, in welcher Zeit eine verabreichte Substanzmenge um die Hälfte vermindert ist. Halbwertzeit und Abklingquote können durch die Formel:

$$1 - A \cdot 0{,}01 = \frac{1}{2^{\left(\frac{24}{t/2}\right)}} \qquad \begin{aligned} &(A = \text{Abklingquote } (\%) \\ &t/2 = \text{Halbwertzeit } (^\text{h})) \end{aligned}$$

ineinander umgeformt werden.

Es muß betont werden, daß die Abklingquote ein klinischer Begriff ist, der sich von der Glykosidwirkung herleitet, während die Halbwertzeit durch den direkten Glykosidnachweis im Organismus ermittelt wird. Zwischen Abklingquote und Halbwertzeit besteht möglicherweise eine gewisse Diskrepanz, da die klinische Wirkung des Glykosids über dessen Verweildauer im Körper hinaus verlängert sein kann (8, 103, 118). Der Abklingquote steht die Persistenzquote gegenüber. Sie gibt an, wieviel Prozent der Glykosidmenge – und damit der Glykosidwirkung –

Glykosidbedarf (Vollwirkspiegel und Erhaltungsdosis)

Häufig relativ gering	*Meist höher*
Herzmuskelinfarkt	Dekompensierte Hypertonie
Myokarditis akuta	Tachykardie, Flimmerarrhythmie
Überleitungsstörungen (totale oder einseitige Blockformen)	Herzklappenfehler (ohne Mitralstenose, insbesondere Aortenklappeninsuffizienz
Sinustachykardie bei Altersherz	Hyperthyreose
Mitralstenose	Fieberhafte Zustände
Niereninsuffizienz (Rest-N über 50 mg%)	Asthma bronchiale
Zustände mit Hypokaliämie	Übergewichtigkeit
Zustände mit Hyperkalzämie	Großes hypertrophisches Herz (hohes Herzgewicht)
Hypoxie	
Untergewichtigkeit	
Hypomagnesiämie	
Schwer geschädigtes Herz	
Hohes Alter	
Bradykardie	
Cor pulmonale (kleines Herz)	
Myokardose	

Tabelle 2, modifiziert nach *Klepzig* (61)

nach 24 Stunden noch im Organismus vorhanden sind. Die Korrelation beider Größen zueinander geht aus folgender Formel hervor (3, 90):

$$100\% = A\,(\%) + P\,(\%).$$

(P = Persistenzquote, A = Abklingquote)

Zur Veranschaulichung sind in Abb. 13a und b die Abklingkurven verschiedener Herzglykoside dargestellt. Man beachte, daß sich die Kurven der Zeitachse asymptotisch nähern, sie also nicht berühren. Bei der Abklingquote sind die individuellen Unterschiede im Gegensatz zum Vollwirkspiegel nur gering. Sie ist damit eine der konstantesten klinischen Glykosidgrößen, die wir kennen.

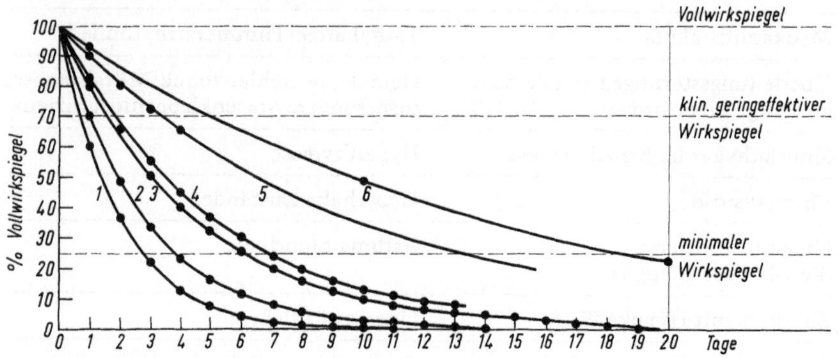

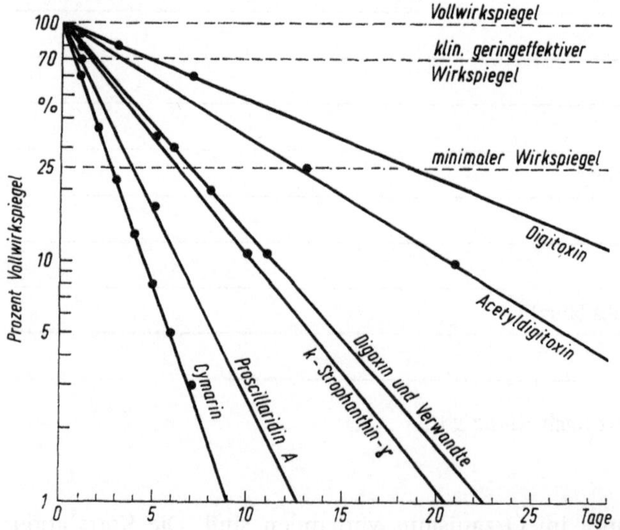

Abb. 13:
Abklingkurven verschiedener Glykoside
a) in linearer Darstellung
b) in semi-logarithmischer Darstellung

1–k-Strophantin α (Cymarin)
2–Proscillaridin A
3–k-Strophantin-γ
4–Digoxin, α + β – Acetyldigoxin, β-Methyldigoxin
5–Acetyldigitoxin
6–Digitoxin

40

5.4   Erhaltungsdosis

Um den therapeutischen Effekt eines einmal erzielten Wirkspiegels aufrecht zu halten, muß der tägliche Substanz- bzw. Wirkverlust des Glykosids entsprechend der Abklingquote durch regelmäßige Zufuhr einer entsprechenden Glykosidmenge ausgeglichen werden. Die Glykosidmenge, die man zur Aufrechterhaltung des Vollwirkspiegels täglich geben muß, ist als ›Erhaltungsdosis im engeren Sinne‹ definiert und könnte auch als ›Kompensationserhaltungsdosis‹ bezeichnet werden. Dabei ist streng zu unterscheiden zwischen der Erhaltungsdosis bei parenteraler und bei oraler Applikation. Entsprechend der verschieden hohen Resorptionsquote der einzelnen Glykoside ist die perorale Erhaltungsdosis aus der intravenösen zu errechnen.

5.5   Die Resorptionsquote

Die Resorptionsquote gibt an, wieviel Prozent eines Glykosids nach oraler Verabreichung aus dem Magen-Darmsystem aufgenommen werden und am Herzen zur Wirkung kommen. Sie läßt sich am besten durch einen Vergleich von intravenöser und peroraler Erhaltungsdosis ermitteln. Die Resorptionsquote unterliegt aber sehr starken individuellen Schwankungen, sie ist nicht einmal bei ein und demselben Patienten immer gleich groß. So kann sie beispielsweise während der Rechtsdekompensation absinken und mit zunehmender Kompensation größer werden.

Wenn es auch ganz prinzipiell zweckmäßig ist, bei der oralen Herztherapie Glykoside mit möglichst hoher Resorptionsquote, wie das Digitoxin mit einer Resorptionsquote von 100 %, einzusetzen, scheint es uns noch wichtiger, Herzglykoside zu besitzen, deren Resorptionsquoten nur geringen Schwankungen unterworfen sind. Die orale Therapie mit k-Strophanthin-γ ist ja vor allem wegen der erheblichen Resorptionsschwankungen und weniger wegen der geringen absoluten Resorptionsquote verlassen worden. Zwar sind die zur Zeit gängigen Glykoside im Bezug auf die Schwankungsbreite ihrer Resorption nur relativ wenig untersucht; dennoch hat sich gezeigt, daß bei einer Resorptionsquote von 30 %, wie wir sie etwa vom Cymarin kennen, auch mit einer ausreichend konstanten Resorption gerechnet werden kann [118]. Zwar weisen auch die bei uns zur Zeit verwendeten acetylierten Lanata-Glykoside (α- und β-Acetyldigoxin) durch ihre verbesserte Fettlöslichkeit eine höhere Resorptionsquote als das Digoxin auf, bei ihnen schwanken jedoch die individuellen Werte [130] so erheblich, daß diese Stoffe unserer Meinung nach keine wesentliche Verbesserung der Glykosidtherapie darstellen und gegenüber dem Digoxin keine ins Gewicht fallenden Vorteile bringen.

5.6   Wirkungseintritt und Latenz

Nach intravenöser Glykosidgabe verstreicht eine gewisse Zeit, bis der
Glykosideffekt im Sinne der positiven Inotropie an der Änderung hämo-
dynamischer Kreislaufgrößen klinisch erkennbar wird. Der Zeitpunkt, an
dem erste Veränderungen nachgewiesen werden können, definiert den
Wirkungseintritt. Die Zeit von der Applikation bis zur Vollwirkung
nennt man Latenz. Bei der Behandlung der sog. kardiologischen Not-
fälle, z. B. Lungenoedem, ist es wichtig, Wirkungseintritt und Latenzzeit
der verwendeten Glykoside zu kennen. Einen Eindruck dieser beiden
Größen vermittelt die Abbildung 9.
Man kann auch den Wirkungseintritt nach oraler Gabe angeben. Jedoch
ist diese Größe genau wie die Resorptionsquote erheblichen Schwankungen
unterworfen und damit relativ inkonstant. Neuere Untersuchungen haben gezeigt, daß Latenz und Wirkungseintritt der Glykoside u. a. auch
von ihrer Albuminbindung abhängig sind (s. 1.6.2.1).

6.   Die verschiedenen Gruppen der Herzglykoside

Im Prinzip sind alle Glykoside in gleicher Weise für die Herztherapie
geeignet (91), die Wahl des jeweiligen Präparates kann also nicht die
wichtige Rolle spielen, die ihr immer zugeschrieben wird. So bestehen
beispielsweise keinerlei Unterschiede hinsichtlich der therapeutischen
Breite und der Wirksamkeit (110, 118) verschiedener Glykoside. Da aber
gewisse *quantitative* Unterschiede zwischen den verschiedenen Glykosiden
bestehen, benötigt man für die Differentialtherapie dennoch mehr als ein
Glykosid (8). Bei der großen Zahl der im Handel befindlichen Präparate ist
es empfehlenswert, sich auf wenige Präparate zu beschränken und nur
diese zu verwenden. Um einen Überblick über die Vielzahl der verschiedenen Präparate zu bekommen, orientiert man sich am besten an der Abklingquote. Wir unterscheiden 3 Gruppen:

1. *Schnell abklingende Glykoside*
   (Abklingquote über 30 % = kaum kumulierende Glykoside)
2. *Mittelschnell abklingende Glykoside*
   (Abklingquote 15 bis 30 % = mäßig kumulierende Glykoside)
3. *Langsam abklingende Glykoside*
   (Abklingquote unter 15 % = stark kumulierende Glykoside)

6.1   Die schnell abklingenden und kaum kumulierenden Glykoside

Die Abklingquote der in dieser Gruppe zusammengefaßten Glykoside
liegt bei 30 bis 40 %. Sie zeichnen sich durch einen besonders raschen
Wirkungseintritt und kurze Latenzzeit aus.

Glykosid	Abklingquote
Proscillaridin	32 %
k-Strophanthin-α = Cymarin	40 %

Die Indikation zur intravenösen Therapie mit schnell abklingenden Glykosiden stellt sich bei der akuten Herzinsuffizienz, beim drohenden Herzversagen, sowie bei therapeutisch schwer übersehbaren Situationen, wie
Operationen und Myokardinfarkt (110).
Wenn schnell abklingende Glykoside nach peroraler Applikation ausreichend resorbiert werden, eignen sie sich auch für die Dauertherapie
bestimmter Insuffizienzformen, vor allem der Belastungsinsuffizienz und

der zerebrovaskulären Insuffizienz, besonders in der akuten Phase, sowie generell immer dann, wenn die Herzinsuffizienz mit einer erheblichen Bradykardie oder mit AV-Überleitungsstörungen einhergeht. Außerdem können sie dann gegeben werden, wenn eine echte Digitalisunverträglichkeit – nicht etwa eine Digitalisintoxikation – vorliegt.

Schnell abklingende Glykoside müssen infolge ihrer raschen Elimination meist mehrmals täglich verabreicht werden. Wegen der vergleichsweise geringen Resorptionsquote bedarf es außerdem relativ hoher Einzeldosen. Beides führt dazu, daß der Glykosidspiegel unruhig ist.

Aus schnellem Wirkungseintritt und kurzer Wirkungsdauer resultiert aber eine ausgezeichnete Steuerbarkeit (elastische Therapie), die in vielen Fällen von ganz besonderer Wichtigkeit ist. Dies gilt sowohl für die intravenöse als auch für die perorale Applikation. Ein weiterer Vorteil ist der nur gering ausgeprägte bradykardisierende Effekt (61) der schnellabklingenden Glykoside. Angesichts dieser Vorzüge nimmt man Störungen seitens des Magen-Darm-Traktes, wie sie zuweilen in Form von Appetitlosigkeit, Aufstoßen, Kollern im Leib und Durchfällen beobachtet werden, in Kauf (61).

Es wird beschrieben, daß sich manche Patienten mit den wenig kumulierenden Glykosiden besser behandeln und führen lassen als mit anderen. Dies gilt besonders für Herzkranke, bei denen eine glykosidbedingte Bradykardie unerwünscht ist, wie etwa bei Perikarditis constriktiva, Aorteninsuffizienz und bei Herzen mit besonderer Neigung zu heterotopen Rhythmusstörungen (133).

Sollte es infolge Überdosierung einmal zu toxischen Nebenerscheinungen kommen, so klingen diese in kurzer Zeit wieder ab. Insgesamt besteht allerdings bei den Glykosiden dieser Gruppe eher die Gefahr einer Unterdosierung als die einer Überdosierung.

6.2   Mittelschnell abklingende, mäßig kumulierende Glykoside

Glykosid	Abklingquote
k-Strophanthin-γ	20 %
Digoxin	18 %
Lanatosid C	20 %
α + β-Acetyldigoxin	18 %
β-Methyldigoxin	19 %

Kennzeichnend für die Glykoside dieser Gruppe, deren wichtigste Vertreter die Lanata-Glykoside und ihre halbsynthetischen Derivate sind, ist die

Abklingquote zwischen 15 und 30%. Auch das k-Strophanthin-γ wird von uns hier eingeordnet, obwohl es in den meisten Verzeichnissen noch immer zu den schnell abklingenden Glykosiden gerechnet wird. Neuere Untersuchungen haben aber übereinstimmend gezeigt, daß die Abklingquote des k-Strophanthin-γ viel geringer ist als bisher angenommen wurde (9, 127, 131, 139). Die älteren Strophanthinzubereitungen bestanden meistens aus einem Gemisch von k-Strophanthin-γ und k-Strophanthin-α. Der Anteil des letzteren war dabei ziemlich hoch. Da nun k-Strophanthin-α tatsächlich eine Abklingquote von 40% hat, ist die Abklingquote solcher Strophanthin-Gemische verständlicherweise um so höher, je höher ihr Gehalt an k-Strophanthin-α ist. Im Gegensatz dazu hat reines k-Strophanthin-γ eine entsprechende geringere, bei 20% liegende Abklingquote. Eine mögliche Erklärung dafür geht aus der Struktur der beiden Glykoside hervor. Die γ-Form hat 2 Glukosemoleküle mehr als die α-Form. Möglicherweise entspricht die längere Abklingquote des k-Strophanthin-γ der Zeit, die für die Zuckerabspaltung benötigt wird (131).

k-Strophanthin-γ wird praktisch nicht resorbiert und kommt daher nur für die i.v.-Therapie in Frage. Jedoch muß auch in dieser Hinsicht genauer als bisher zwischen der γ-Form und der α-Form differenziert werden. Während die perorale Unwirksamkeit des k-Strophanthin-γ heute allgemein bekannt ist, wird noch oft übersehen, daß demgegenüber k-Strophanthin-α durchaus resorbiert wird, insbesondere wenn es in magensaftresistenter Form angeboten wird *(Alvonal MR)*.

Die mittelschnell abklingenden Glykoside eignen sich zur Therapie aller Formen der Herzinsuffizienz, insbesondere zur Dauertherapie der chronischen Herzinsuffizienz, der Belastungsinsuffizienz und der zerebrovaskulären Insuffizienz.

6.3   Langsam abklingende, stark kumulierende Herzglykoside

Glykoside	Abklingquote
Digitoxin	7%
Acetyldigitoxin	10%

Diese Glykosidgruppe ist infolge ihrer geringen, unter 15% liegenden Abklingquote durch besonders gleichmäßige und ruhige Wirkspiegel gekennzeichnet. Nach erreichter Glykosidsättigung bedarf es daher nur geringer Erhaltungsdosen. Hat die Therapie mit langsam abklingenden Glykosiden jedoch einmal zu einem toxischen Wirkspiegel geführt, so klingt auch dieser nur langsam ab und die toxische Glykosidwirkung bleibt lange bestehen (wenig elastisches Verhalten). Daher setzt die Anwendung langsam abklingender Herzglykoside eine gewisse Erfahrung in der Glykosidtherapie voraus.

Da die Glykoside dieser Gruppe sich durch lange Latenzzeit und späten Wirkungseintritt auszeichnen, sind sie für die kardiale Notfalltherapie weniger geeignet. Ihre frequenzmindernde Wirkung ist besonders stark ausgeprägt.

Eine Indikation für langsam abklingende Glykoside besteht bei allen Formen der chronischen Herzinsuffizienz, insbesondere bei tachykarden Flatter- und Flimmerarrhythmien (108) und ganz allgemein bei solchen Herzerkrankungen, bei denen Tachykardien gefährlich und unerwünscht sind, wie etwa bei Mitralstenose (1). Während sie sich bei der Intervalltherapie paroxysmaler Flimmertachykardien sehr bewährt haben, sind sie bei den bradykarden Formen der Herzinsuffizienz und bei den atrio-ventrikulären Leitungsstörungen weniger geeignet.

7. Die praktische Durchführung der Therapie mit Herzglykosiden

7.1 Grundprinzipien der praktischen Herzglykosidbehandlung

Bei der Behandlung mit Herzglykosiden werden zwei Phasen unterschieden: die Sättigungsphase und die Erhaltungsphase.

7.1.1 *Sättigungsphase*

In dieser ersten Behandlungsphase wird durch entsprechende Dosierung ein optimaler Wirkspiegel aufgebaut, dessen Höhe sich nach dem individuellen Glykosidbedarf zu richten hat. Während der Sättigungsphase, bis zum Erreichen des Vollwirkspiegels also, soll nach dem Prinzip der sogenannten Stoßbehandlung zunächst über einen kurzen Zeitraum täglich eine relativ hohe Dosis des Glykosids verabreicht werden, bis der erwünschte Wirkspiegel erreicht ist. Nach erfolgter Sättigung darf die Stoßdosierung selbstverständlich nicht fortgesetzt werden, da man sonst sehr schnell toxische Wirkspiegel erzielen würde. Wir gehen bei unseren Dosierungsrichtlinien stets von 3 Gruppen mit unterschiedlichem Glykosidbedarf aus:

1. *Mittlerer Glykosidbedarf*
   Der angestrebte Wirkspiegel dieser Gruppe entspricht dem mittleren Vollwirkspiegel.
2. *Geringer Glykosidbedarf*
   Der angestrebte Wirkspiegel liegt bei etwa 70% des mittleren Vollwirkspiegels.
3. *Hoher Glykosidbedarf*
   Der angestrebte Wirkspiegel liegt bei etwa 140% des mittleren Vollwirkspiegels.

Der erstrebte Wirkspiegel sollte in der Regel nicht unter 70% des mittleren Vollwirkspiegels liegen. Hinweise für den individuellen Glykosidbedarf gibt Tabelle 2. Bei den meisten Fällen genügt für eine ausreichende Glykosidwirkung ein mittlerer Vollwirkspiegel. Ist jedoch die kardiale Kompensation nach Abschluß der Sättigungsphase nicht erreicht, so muß angenommen werden, daß der Patient einen höheren Glykosidbedarf hat. Es empfiehlt sich dann die Durchführung einer »Zwischensättigung« mit folgender Dosierung:

> tägliche mittlere Erhaltungsdosis + (tägliche Sättigungsdosis bei erhöhtem Bedarf – tägliche Sättigungsdosis bei mittlerem Bedarf).

Nach Abschluß der Zwischensättigung wird dann mit einer dem erhöhten

Glykosidbedarf angepaßten Erhaltungsdosis weiterbehandelt. Sollte jedoch auch dann noch keine ausreichende Glykosidwirkung erreicht sein, so muß durch weitere Zwischensättigung der Wirkspiegel nochmals erhöht werden. Kommt es nach Erreichen des mittleren Vollwirkspiegels zu toxischen, glykosidspezifischen Erscheinungen, so muß angenommen werden, daß der Glykosidbedarf dieses Patienten unterhalb des mittleren Glykosidbedarfs liegt. In diesen Fällen muß bis zum Abklingen der Nebenwirkungen eine Glykosidpause eingelegt und danach die Weiterbehandlung mit einer entsprechend geringeren Erhaltungsdosis fortgesetzt werden.

7.1.2 Erhaltungsphase
Die tägliche Glykosidmenge, die zur Aufrechterhaltung eines einmal erreichten Vollwirkspiegels notwendig ist, nennt man Erhaltungsdosis; sie muß so bemessen sein, daß sie den täglichen Glykosidverlust, bedingt durch Abbau, Ausscheidung usw., genau ausgleicht.
Es sei in diesem Zusammenhang erwähnt, daß man den Vollwirkspiegel auch dann erreicht, wenn man von vorneherein nur die Erhaltungsdosis gibt, allerdings viel später als mit einer normalen Sättigungsdosis.

7.1.3 Umsetzen von verschiedenen Glykosiden
Wenn unter einer einmal eingeschlagenen Glykosidtherapie die kardiale Kompensation erreicht und aufrecht erhalten werden kann und wenn die Patienten das Glykosid gut vertragen, so besteht kein Anlaß, das Präparat zu wechseln! Wenn in seltenen Fällen dennoch ein Glykosidwechsel notwendig wird, so gelten hierfür folgende Richtlinien:
Beim Umsetzen der Therapie von schneller auf langsamer abklingende Glykoside muß eine Zwischensättigung mit reduzierter Sättigungsdosis eingeschaltet werden. Umgekehrt muß man beim Umsetzen von langsamer auf schneller abklingende Glykoside anfangs niedriger dosieren, da noch erhebliche Mengen des langsamer abklingenden Glykosids im Körper vorhanden sind (näheres siehe 7.6).

7.2 Die Schnellsättigung
Bei der Schnellsättigung soll der Vollwirkspiegel innerhalb kürzester Zeit durch fraktionierte Glykosidgaben erreicht werden. Dies ist nur bei nicht vordigitalisierten Patienten möglich, da man sonst sehr schnell in toxische Bereiche gelangen würde. Die Zeitdauer der Sättigungsphase beträgt meist etwa 24 Stunden, kann aber maximal bis auf 48 Stunden ausgedehnt werden. Manchmal wird es aber auch nötig sein, den vollen Wirkspiegel schon nach 1–6 Stunden zu erreichen.

48

Indikation zur Schnellsättigung:

1. Lungenoedem bei akutem Linksherzversagen (verursacht durch einen Myokardinfarkt oder durch akute periphere Widerstandserhöhung, etwa bei Glomerulonephritis)
2. Akute Doppelinsuffizienz des Herzens (infektiös-toxischer oder kardiosklerotischer Genese)
3. Akute Rechtsherzinsuffizienz (bei akuter Lungenembolie, beim Asthma bronchiale-Anfall etc.)
4. Herzrhythmusstörungen (Tachyarrhythmie, paroxysmale supraventrikuläre Tachykardie)

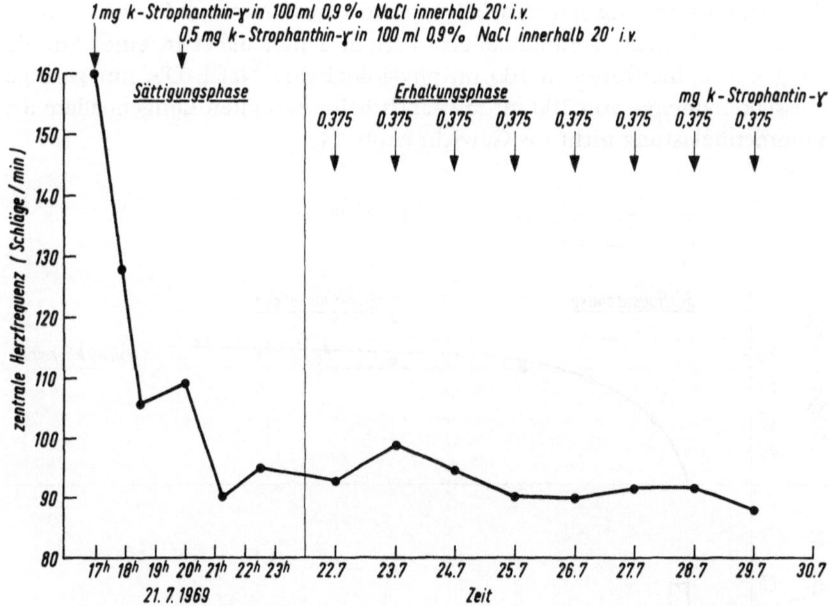

Abb. 14:
52jähriger Patient mit akutem Asthma cardiale (Praelungenoedem) und tachykarder Flimmerarrhythmie bei dekompensierter Kardiosklerose.
Durch Infusion von 1,00 und 0,50 mg k-Strophanthin-γ wird ein Frequenzrückgang zum Normbereich erzielt. Durch tägliche Gabe von 0,375 mg k-Strophanthin-γ kann die Frequenzsenkung stabilisiert werden; der Patient kompensiert unter der Therapie völlig.

Bei den verschiedenen Formen des akuten Herzversagens wird die
Schnellsättigung mit Glykosiden von kurzer Latenz und hoher Abklingquote durchgeführt. Wenn Herzrhythmusstörungen die Indikation zur
Schnellsättigung sind, so eignen sich auch Glykoside mit geringerer Abklingquote. In jedem Fall genießt die i.v.-Injektion als sicherste Applikationsform den Vorrang, und zwar unabhängig davon, welches Glykosid
zur Schnellsättigung herangezogen wird. Dabei empfiehlt es sich, bei der
ersten Injektion etwa 50 % des mittleren Vollwirkspiegels zu verab-
reichen. Nach Verstreichen der Latenzzeit gibt man weitere 25 % des
Vollwirkspiegels, und nach abermaligem Abwarten erhält der Patient
erneut 25 % der Volldosis. Dies wird so lange fortgesetzt, bis eine ausreichende Wirkung erreicht ist.

Zur Schnellsättigung hat sich bei uns die Infusion von k-Strophanthin-γ
bewährt. Der nicht vordigitalisierte Patient erhält dabei in einer Stunde
1 mg k-Strophanthin-γ in 100 ml physiologischer NaCl. Die nur geringe
Flüssigkeitsmenge von 100 ml fällt auch beim kardialen Lungenoedem als
Volumenbelastung nicht ins Gewicht (Abb. 14).

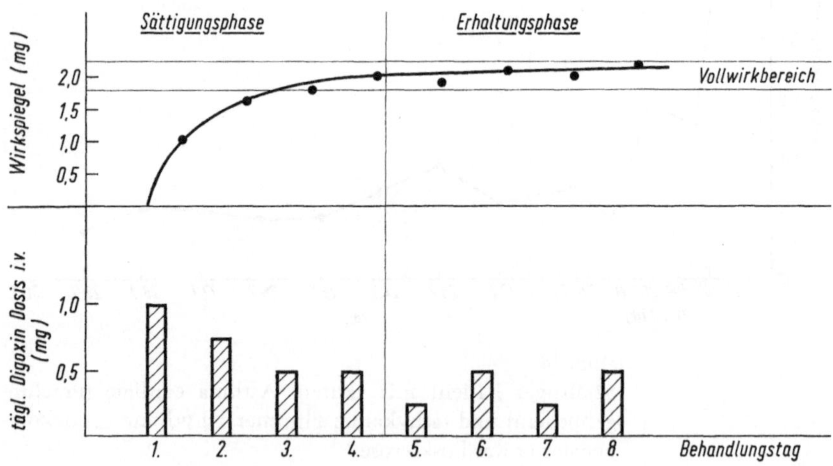

Abb. 15:
Durchführung einer intravenösen mittelschnellen Sättigung
mit Digoxin bei einem Patienten mit mittlerem Glykosidbedarf (angestrebter Vollwirkspiegel: 2,1 mg).

7.3   Die mittelschnelle Sättigung

In den allermeisten Fällen wird das Glykosid in der Sättigungsphase so
dosiert, daß der individuelle Vollwirkspiegel in einem Zeitraum von etwa
4 Tagen erreicht ist. Dieses Vorgehen nennt man die mittelschnelle Sättigung. Für die Mehrzahl aller Fälle gilt sie als die Methode der Wahl. Es
kann dabei mit täglich gleichbleibenden oder auch mit täglich fallenden
Dosen behandelt werden (Abb. 15–18).

Durchführung der intravenösen und oralen mittelschnellen Sättigungsbe-
handlungen mit *Digoxin*
(Abklingquote: 18 %, Resorptionsquote: 60 %
Ampullen 0,25 mg, Tabletten 0,25 und 0,125 mg)

Intravenös

Glykosidbedarf des Patienten	gering	mittel	groß
Angestrebter Vollwirk-spiegel	1,4 mg	2,0 mg	2,7 mg
1. Tag	0,75 mg	1,0 mg	1,0 mg
2. Tag	0,50 mg	0,75 mg	1,0 mg
3. Tag	0,50 mg	0,50 mg	1,0 mg
4. Tag	0,25 mg	0,50 mg	0,75 mg
Erhaltungsdosis:	0,25 mg	0,36 mg (= 1 u. 2 Amp. i. tgl. Wechsel)	0,50 mg

Per os

	gering	mittel	groß
1. Tag	1,0 mg	1,50 mg	1,50 mg
2. Tag	1,0 mg	1,25 mg	1,50 mg
3. Tag	0,5 mg	0,75 mg	1,25 mg
4. Tag	0,5 mg	0,50 mg	1,25 mg
Erhaltungsdosis:	0,375 mg	0,50 mg	0,75 mg
	= 0,25 + 0,125 mg	= 2 × 0,25	= 3 × 0,25

Tabelle 4

Durchführung einer intravenösen mittelschnellen Sättigungsbehandlung
mit k-Strophanthin-γ
(Abklingquote: 20 %
Ampullen 0,25 und 0,125 mg)

Glykosidbedarf des Patienten	gering	mittel	groß
Angestrebter Vollwirkspiegel	0,9 mg	1,25 mg	1,8 mg
1. Tag	0,375 mg	0,5 mg	1,0 mg
2. Tag	0,375 mg	0,5 mg	0,5 mg
3. Tag	0,250 mg	0,375 mg	0,5 mg
4. Tag	0,250 mg	0,375 mg	0,5 mg
Erhaltungsdosis:	0,190 mg = 0,25 u. 0,125 i. tgl. Wechsel	0,250 mg	0,375 mg

Tabelle 5

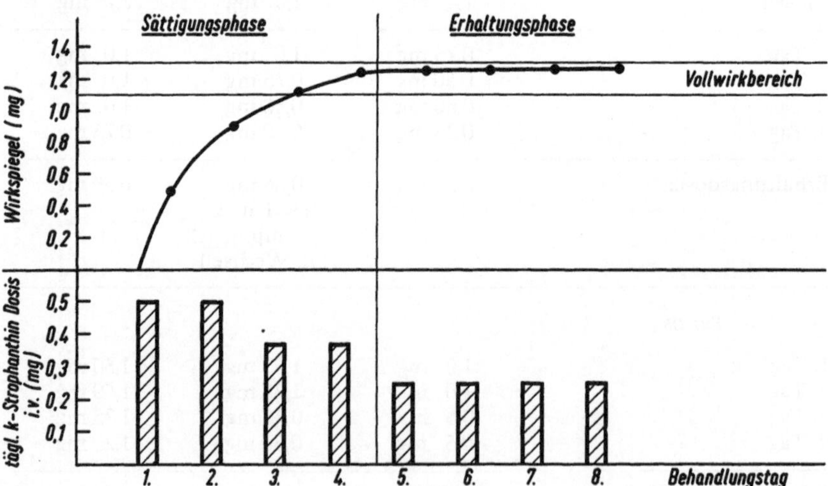

Abb. 16:
Durchführung einer intravenösen mittelschnellen Sättigungsbehandlung mit k-Strophanthin-γ (angestrebter Vollwirkspiegel: 1,25 mg).

52

Durchführung der intravenösen und oralen mittelschnellen Sättigungsbehandlungen mit *Cymarin* (k-Strophanthin-α)
(Abklingquote: 40%, Resorptionsquote: 35%
Ampullen 0,3 mg, Dragées 0,5 mg)

Intravenös

Glykosidbedarf des Patienten	gering	mittel
Angestrebter Vollwirkspiegel (stets i. v.)	1,5 mg	2,3 mg
1. Tag	0,9 mg	1,2 mg
2. Tag	0,9 mg	1,2 mg
3. Tag	0,6 mg	1,2 mg
Erhaltungsdosis	0,6 mg	0,9 mg
Peroral		
1. Tag	2,5 mg	3,5 mg
2. Tag	2,5 mg	3,5 mg
3. Tag	2,0 mg	3,5 mg
Erhaltungsdosis:	1,5 mg	2,5 mg

Tabelle 6

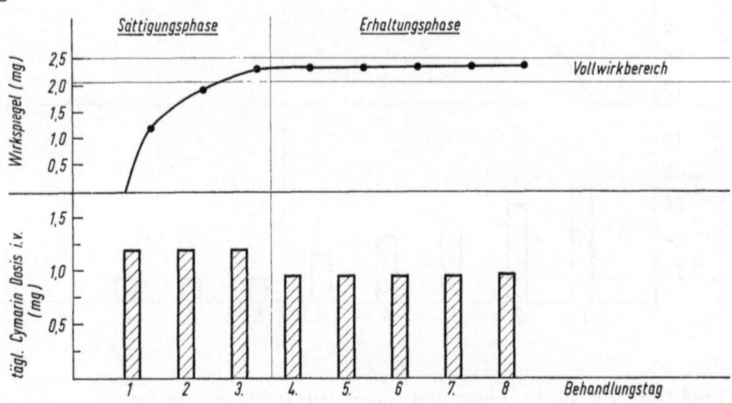

Abb. 17:
Durchführung einer intravenösen mittelschnellen Sättigung mit Cymarin bei einem Patienten mit mittlerem Glykosidbedarf (angestrebter Vollwirkspiegel: 2,3 mg).

Durchführung der intravenösen oder oralen mittelschnellen Sättigungsbehandlung mit *Digitoxin*
(Abklingquote: 7 %, Resorptionsquote: 100 %
Ampullen 0,25 mg. Dragées und Tabletten 0,1 mg)

Glykosidbedarf des Patienten	gering	mittel	groß
Angestrebter Vollwirkspiegel	1,4 mg	2,1 mg	2,9 mg
1. Tag	0,5 mg	0,7 mg	0,9 mg
2. Tag	0,4 mg	0,6 mg	0,8 mg
3. Tag	0,3 mg	0,5 mg	0,7 mg
4. Tag	0,2 mg	0,4 mg	0,6 mg
5. Tag	0,15 mg	0,3 mg	0,5 mg
Erhaltungsdosis:	0,1 mg	0,15 mg	0,20 mg

Tabelle 7

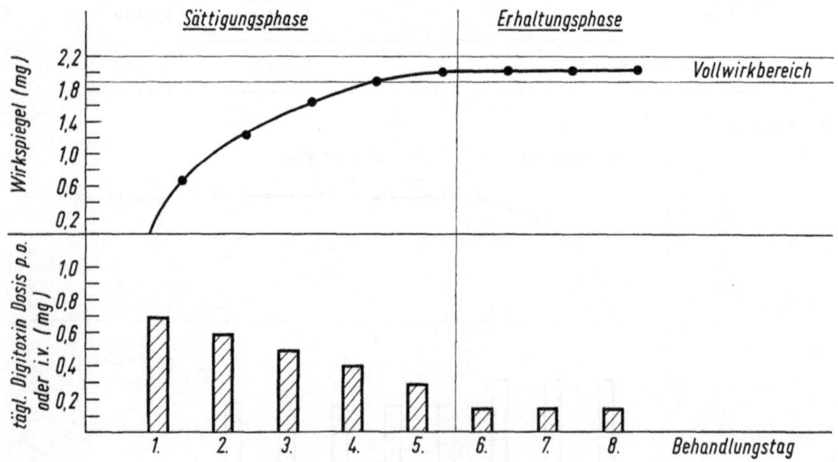

Abb. 18:
Durchführung einer peroralen oder intravenösen mittelschnellen Sättigungsbehandlung mit Digitoxin bei Patienten mit mittlerem Glykosidbedarf (angestrebter Vollwirkspiegel: 2,1 mg).

54

7.4 Die langsame Sättigung

Bei diesem Vorgehen wird der Vollwirkspiegel erst nach einer Zeitdauer von 10 Tagen oder mehr erreicht. Die größte Zeitspanne zwischen Therapiebeginn und Erreichen des Vollwirkspiegels entsteht, wenn bei langsam abklingenden Glykosiden von vornherein nur die Erhaltungsdosis gegeben wird.

Beispiel einer langsamen Glykosidsättigung am Wirkspiegelverlauf einer 10tägigen Behandlung mit *k-Strophanthin*-γ (tägliche Injektion ¹/₄ mg; Abklingquote: 20 %; Dosenangaben in mg)

Tag	1	2	3	4	5	6	7	8	9	10	11
Wirkrest vom Vortag	0,0	0,20	0,36	0,49	0,59	0,67	0,74	0,79	0,83	0,86	0,89
Tagesdosis	0,25	0,25	0,25	0,25	0,25	0,25	0,25	0,25	0,25	0,25	0,25
Aktueller Wirkspiegel	0,25	0,45	0,61	0,74	0,84	0,92	0,99	1,04	1,08	1,11	1,14
Verlust durch Abklingeffekte		0,05	0,09	0,12	0,15	0,17	0,18	0,2	0,21	0,22	0,22

Tabelle 8

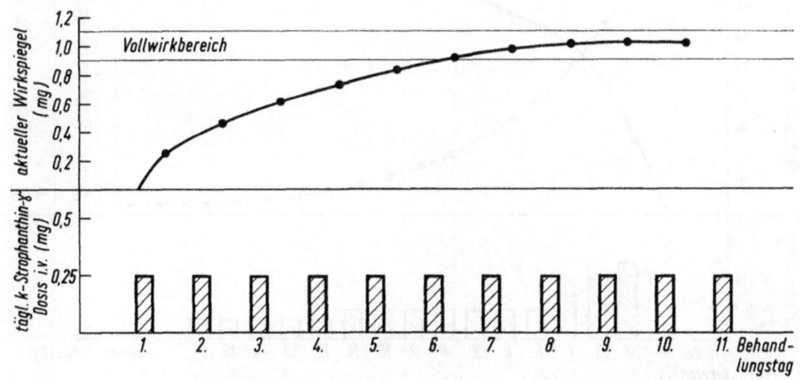

Abb. 19:
Wirkspiegelverlauf bei der »klassischen« Strophanthin-Behandlung mit täglich 0,25 mg k-Strophanthin-γ ohne Sättigungsphase. Der Vollwirkspiegel um 1 mg wird erst nach 6–7 Tagen erreicht.

7.5   Das Umsetzen von schnell oder mittelschnell abklingenden Glykosiden auf langsam abklingende Glykoside

Damit während der Umstellung auf das langsame abklingende Glykosid
der Wirkspiegel nicht absinkt, muß man so lange mit einer reduzierten
Sättigungsdosis des schnell- bzw. mittelschnell abklingenden Glykosides
behandeln, bis der Vollwirkspiegel allein durch das langsam abklingende
Glykosid aufgebaut ist (Abb. 20).

7.6   Das Umsetzen von langsam abklingenden auf schnell abklingende
Glykoside

Wenn während der Behandlung mit langsam abklingenden Glykosiden
erneut Dekompensationserscheinungen auftreten, so muß angenommen
werden, daß ein Vollwirkspiegel nicht vorgelegen hat. Es handelt sich dabei meist um Patienten, die seit längerer Zeit auf eine orale Glykosidtherapie, beispielsweise auf Digitoxin, eingestellt sind. Nach unserer Erfahrung können dem folgende Ursachen zugrunde liegen:

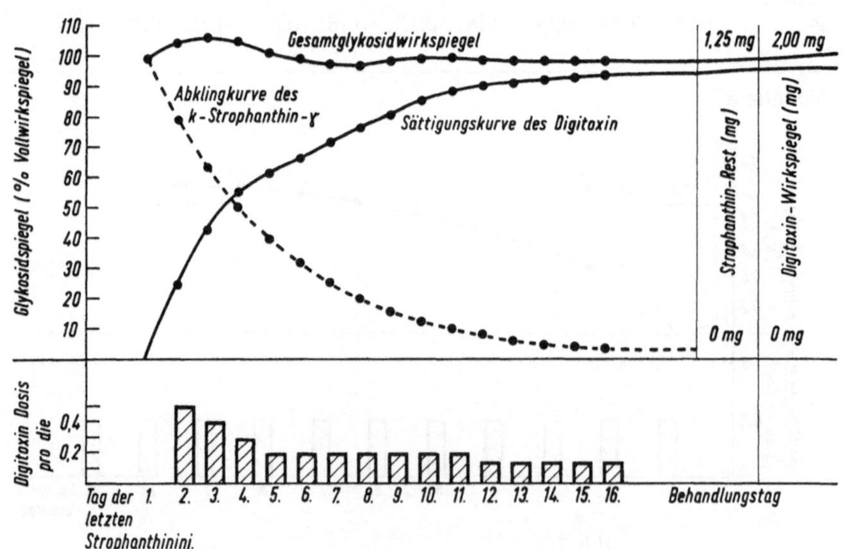

Abb. 20:
Übergang von einer intravenösen Erhaltungstherapie mit
k-Strophanthin-γ auf Digitoxin (ein mittlerer Glykosidbedarf wird vorausgesetzt).

Tag	Strophanthin-wirkspiegel ($=$ % Glyk. Vollwirkspiegel)	Digitoxin-dosis (mg)	Digitoxin Wirkspiegel ($=$ % Voll-wirkspiegel)	Gesamt-glykosid-wirkspiegel in %
1. (Tag d. letzt. Stroph. Inj.)	100	0	0	100
2.	80	0,5	25	105
3.	64	0,4	43	107
4.	51	0,3	55	106
5.	41	0,2	61	102
6.	33	0,2	67	100
7.	26	0,2	72	98
8.	21	0,2	77	98
9.	17	0,2	82	99
10.	14	0,2	86	100
11.	11	0,2	90	101
12.	9	0,15	91	100
13.	7	0,15	92	99
14.	6	0,15	93	99
15.	5	0,15	94	99
16.	4	0,15	95	99

Tabelle 9 etc.

Übergang von einer intravenösen Erhaltungsbehandlung mit *k-Strophan-thin*-γ auf *Digitoxin*

Es sei ein Beispiel für einen Patienten mit mittlerem Glykosidbedarf, der als Erhaltungsdosis ¹/₄ mg k-Strophanthin-γ erhielt, angegeben. Man kann annehmen, daß der zu erreichende Digitoxinvollwirkspiegel 2,0 mg betragen soll. Die Erhaltungsdosis muß 0,15 mg betragen. Das ausge-führte Schema hat sich uns klinisch sehr bewährt; es kann durch seine Anwendung ein sehr ruhiger Wirkspiegel, der niemals kritisch abfällt, erreicht werden.

a) die Patienten haben das Glykosid zu Hause nicht in der vorgeschriebenen Dosis zu sich genommen, sondern nach Besserung ihres Allgemeinbefindens die Dosis von sich aus reduziert oder das Medikament sogar abgesetzt.

b) infolge unzureichender Sättigungsbehandlung oder aber zu kleiner Erhaltungsdosis ist der Vollwirkspiegel nicht erreicht oder nicht aufrechterhalten worden,

c) infolge erneuter Dekompensation konnte das Glykosid nicht mehr in ausreichendem Maß resorbiert werden und der Wirkspiegel ist unter das Minimum gesunken. Dies gilt auch für alle Zustände mit Erbrechen und Diarrhoen.

d) der Glykosidbedarf des Patienten hat zugenommen.

Hierbei ist zu bedenken, daß bei progredienten Erkrankungen des Herzens mit zunehmender Verschlechterung der Herzleistungsfähigkeit der Glykosidbedarf ansteigt. Auch akut fieberhafte Zustände können zu einem erhöhten Glykosidbedarf führen.

In diesen Fällen kann der Vollwirkspiegel oft durch vorübergehendes Umsetzen auf ein rasch abklingendes Glykosid erzielt werden. Eine Glykosidpause ist dabei unnötig, ja sogar falsch, weil dadurch das Erreichen des Vollwirkspiegels noch weiter verzögert würde. Wir haben in fast allen

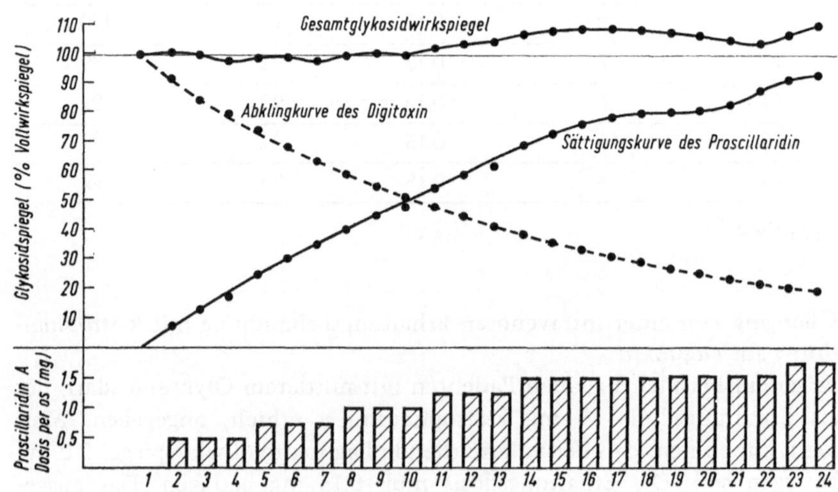

Abb. 21:

Übergang von Digitoxin auf Proscillaridin per os. Ein mittlerer Glykosidbedarf wird vorausgesetzt.

Tag	Digitoxin-Wirkspiegel %	Proscillaridin Dosis	Proscillaridin Wirkspiegel %	Gesamtglykosid-wirkspiegel %
1.	100	0	0	100
2.	93	0,50	8	101
3.	86	0,50	14	100
4.	80	0,50	18	98
5.	74	0,75	25	99
6.	69	0,75	29	98
7.	64	0,75	33	97
8.	60	1,00	39	99
9.	56	1,00	43	99
10.	52	1,00	46	98
11.	48	1,25	52	100
12.	45	1,25	56	101
13.	42	1,25	59	101
14.	39	1,50	65	104
15.	36	1,50	69	105
16.	33	1,50	72	105
17.	31	1,50	74	105
18.	29	1,50	75	104
19.	27	1,50	76	103
20.	25	1,50	77	102
21.	23	1,50	77	100
22.	21	1,50	78	99
23.	20	1,75	82	102
24.	19	1,75	84	103
25.	18	1,75	87	105
26.	17	1,75	88	105
27.	16	1,75	89	105

Tabelle 10   etc.

Umsetzen von *Digitoxin* auf *Proscillaridin* per os bei einem Patienten mit mittlerem Glykosidbedarf
(Digitoxin-Vollwirkspiegel: 2,1 mg; Erhaltungsdosis: 0,15 mg
Proscillaridin-Vollwirkspiegel: 1,2 mg, Erhaltungsdosis 1,75 mg p. o.)

derartigen Fällen eine protrahierte Strophanthinbehandlung mit ¹/₄ mg täglich durchführen können, ohne daß dabei vermehrte Nebenwirkungen auftraten. In seltenen Fällen, wenn beispielsweise das langsam abklingende Glykosid dosisunabhängige Nebenwirkungen hervorruft, z. B. neurotoxische Symptome, mag auch trotz des bestehenden Vollwirkspiegels das Umsetzen auf ein anderes Glykosid einmal gerechtfertigt sein. Als Beispiel hierfür sei der Wechsel von Digitoxin auf Proscillaridin angegeben (Abb. 21).

7.7   Das Umsetzen von mittelschnell abklingenden Glykosiden auf schnell abklingende

Die angestrebte Erhaltungsdosis darf nicht von Anfang an gegeben werden, vielmehr muß man sich mit niedriger Dosierung – quasi einschleichend – an die endgültige Erhaltungsdosis herantesten (Abb. 22).

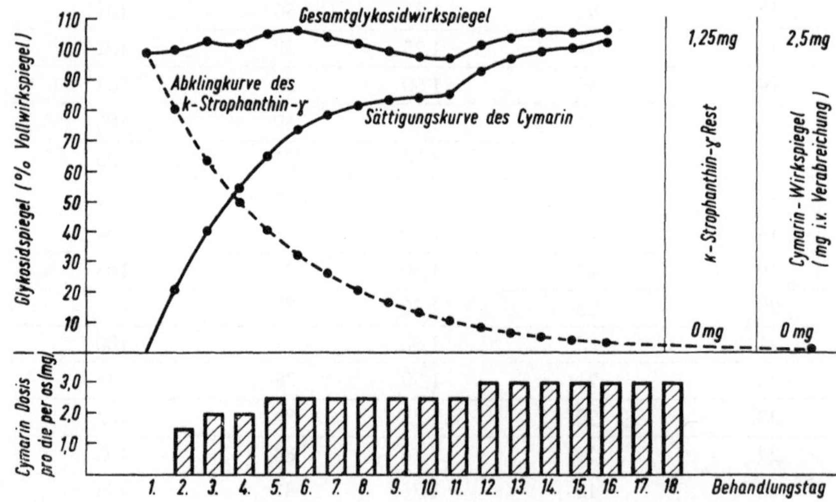

Abb. 22:
Übergang von einer intravenösen Erhaltungstherapie mit
k-Strophanthin-γ auf k-Strophanthin-α (Cymarin) per os.
Ein mittlerer Glykosidbedarf wird vorausgesetzt.

Das Beispiel ist für einen Patienten mit einem mittleren Glykosidbedarf, der als Erhaltungsdosis ¹/₄ mg k-Strophanthin-γ erhielt, angegeben. Der Cymarinvollwirkspiegel, der erreicht werden soll, betrage 2,5 mg (Resorptionsquote 34 %, Abklingquote 40 %).

Tag	k-Strophan-thin-γ-wirkspiegel (% Vollwirk-spiegel)	Cymarin-Dosis p. o. mg	Cymarin-wirkspiegel (% Vollwirk-spiegel)	Gesamt-glykosid-spiegel %
1. (Tag d. letzt. Inj.)	100	0	0	100
2.	80	1,5	20	100
3.	64	2,0	38	102
4.	51	2,0	50	101
5.	41	2,5	64	105
6.	33	2,5	72	105
7.	26	2,5	78	104
8.	21	2,5	80	101
9.	17	2,5	82	99
10.	14	2,5	83	97
11.	11	2,5	84	95
12.	9	3,0	91	100
13.	7	3,0	96	103
14.	6	3,0	98	104
15.	5-	3,0	100	105
16.	4	3,0	101	105
17.		3,0		
18.		etc.		

Tabelle 11

Übergang von einer intravenösen Erhaltungstherapie mit *k-Strophanthin-γ* auf *Cymarin* per os

Nach Berechnung des Verlustes durch die Resorption wird die Behandlung in der Erhaltungsphase weitergeführt:

Tgl. Erhaltungsdosis k-Strophanthin-γ	tgl. Erhaltungsdosis Digoxin	α + β-Acetyl-digoxin
¹/₈ mg	0,25 mg	0,2 mg
¹/₄ mg	0,50 mg	0,4 mg
¹/₄ + ¹/₈ mg	0,625 mg (= 2 × ¼ + ¹/₈ mg)	0,6 mg

Tabelle 12

Übergang von einer intravenösen Erhaltungstherapie mit *k-Strophanthin-γ* auf *Digoxin* per os sowie auf verschiedene acetylierte Digoxine per os

7.8   Das Umsetzen von Glykosiden mit gleicher Abklingquote

Eine Zwischensättigung ist hierbei nicht notwendig. Lediglich die unterschiedlichen Resorptionsquoten der diversen Glykoside müssen bei oraler Therapie beachtet werden. In der Praxis kommt am häufigsten das Umsetzen von k-Strophanthin-γ auf Digoxin in Betracht.

7.9   Die Kontrolle des Therapieeffektes bei der Glykosidtherapie

Das verläßlichste Kriterium für das Bestehen eines wirksamen Glykosidspiegels ist der Rückgang der klinischen Insuffizienzsymptome. Bei der Stauungsinsuffizienz des linken Herzens zeigt die Rückbildung von Zyanose, Dyspnoe und Reizhusten das Erreichen des Vollwirkspiegels an. Auch die Unruhe des Patienten und die Schlaflosigkeit bessern sich. Bei der Rechtsherzinsuffizienz kommt es zur Ödemausschwemmung und zum Rückgang von Lebervergrößerung und Halsvenenstauung (110). Zur exakten Messung der Ödemausschwemmung sollte das Körpergewicht in kurzen Zeitabschnitten (jeden 2. Tag) bestimmt werden. Weniger geeignet ist die Messung der täglich ausgeschiedenen Harnmenge (136).
Ein wertvoller Hinweis für eine ausreichende Glykosidwirkung ist auch die Glykosidimprägnation im EKG (110) (vgl. 8.1.1). Bei der tachykarden Flimmerarrhythmie ist die Herzfrequenz der Gradmesser für die richtige

Dosierung (vgl. Abb. 14). Sie soll in Ruhe nicht mehr als 90 Schläge/min, bei Belastung nicht mehr als 120 Schläge/min. betragen.

Ein Pulsdefizit sollte bei richtiger Dosierung nicht mehr vorliegen. In Fällen mit Sinusrhythmus oder bradykarder Flimmerarrhythmie kann die Herzfrequenz nicht als Gradmesser der Glykosidwirkung verwertet werden.

Es wird empfohlen (128), bei der Einstellung des Patienten auf Herzglykoside bis an die Intoxikationsgrenze heran zu dosieren, um die individuelle Glykosidkapazität und die Erhaltungsdosis sicher bestimmen zu können. In der Praxis wird erfahrungsgemäß viel häufiger unter- als überdosiert.

7.10   Die Dauer der Therapie mit Herzglykosiden

Bei leichten Fällen von Herzinsuffizienz genügt oft ein einziger Glykosidstoß zur Rekompensation, die dann auch für eine gewisse Zeit ohne weitere Therapie erhalten bleibt. Bei jeder Belastung jedoch muß mit dem Wiederauftreten von Insuffizienzzeichen gerechnet werden. Dabei entstehen auch erneut disseminierte Nekrosen im Myokard (100), die kontraktile Substanz nimmt weiter ab und schließlich kommt es wieder zur schweren Dekompensation, die dann möglicherweise nicht mehr auf die Therapie mit Glykosiden anspricht.

Aus diesem Grunde muß eine Glykosidtherapie auch bei leichter Herzinsuffizienz (Belastungsinsuffizienz) möglichst früh begonnen und lebenslang aufrecht erhalten werden. Wie *König* et al. (65, 66) zeigen konnten, kommt es nach Absetzen des Glykosids regelmäßig zur Leistungsminderung. Daß andererseits auch jahrelange Glykosidtherapie keine Schädigung hervorruft, konnten *Basche-Langer*, *Schmidt-Voigt* und *Klepzig* (5, 76) anhand einer Analyse von zum Teil mehr als 10jährigen Digitoxin-Langzeitbehandlungen nachweisen.

Es gibt Fälle, bei denen die Glykosidtherapie abgesetzt werden kann. So bedarf es nach erfolgreicher Operation eines Vitiums oft keiner weiteren Glykosidtherapie. Auch nach der Ausheilung akuter Krankheitsbilder, in deren Gefolge eine akute Dekompensation aufgetreten war (akutes Cor pulmonale, Myokarditis, Pneumonie, schwere Infekte, Asthma bronchiale etc.) kann auf die Weiterführung der Glykosidtherapie verzichtet werden.

8. Nebenwirkungen der Glykoside

Herzglykoside sind stark wirkende Arzneimittel, die bei Überdosierung, eventuell sogar schon in therapeutischer Dosierung, unerwünschte Nebenwirkungen hervorrufen; ihre therapeutische Breite ist leider nicht groß. Da der individuelle toxische Wirkspiegel bei 140–160 % des individuellen Vollwirkspiegels liegt, kann der mittlere Vollwirkspiegel, der von der Mehrzahl der Patienten nicht nur vertragen wird, sondern auch für die Kompensation unbedingt erforderlich ist, bei Patienten mit geringem Glykosidbedarf schon im individuell toxischen Bereich liegen.
Die Glykosidtoleranz ist in erster Linie vom Zustand des Myokards selbst abhängig. Während das gesunde Herz verhältnismäßig große Glykosidmengen verträgt und bei Vergiftungen vorzugsweise mit Überleitungsstörungen reagiert, kommt es mit zunehmender Schwere der Insuffizienz jedoch schon bei geringeren Dosen zu toxischen Reaktionen. Leider muß darum gerade bei Patienten mit hohem Glykosidbedarf auch eine größere Neigung zu Nebenwirkungen in Rechnung gestellt werden.
Die letale i. v.-Dosis für den herzgesunden Menschen nach *Hatcher* (47) wird mit 7,0 mg k-Strophanthin, 17,0 mg Digoxin und 24,0 mg Digitoxin (115) angegeben. Im Tierexperiment erzeugen Glykoside subendokardiale Nekrosen. Die hierzu notwendigen Dosen sind jedoch so hoch, daß es fraglich ist, ob solche Befunde auch eine klinische Bedeutung haben (118).

Herzklykoside können kardiale und extrakardiale Nebenwirkungen hervorrufen. Aus der nachstehenden Tabelle geht die Häufigkeit ihres Auftretens hervor (nach *Gillmann* [29]):

	% der Fälle mit Nebenwirkungen
Kardiale Nebenwirkungen	90–95
Nausea, Anorexie, Erbrechen	60–70
Allgemeine Symptome wie Abgeschlagenheit	10–20
Visuelle Symptome	5–10
Diarrhoen	1–5

Beim Verdacht auf glykosidbedingte Nebenwirkungen müssen zunächst folgende differential-diagnostische Fragen geklärt werden (29):
1. Welche Glykosiddosis hat der Patient wirklich erhalten?

2. Besteht eine Hypokaliämie, die bis dahin nicht erkannt wurde?
(Hypokaliämien vermindern die Glykosidtoleranz erheblich, s. auch
1.5)

3. Besteht eine schwere Hypoxie?
Bei hochgradigen hypoxischen Zuständen des Myokards (fortgeschrittene Koronarsklerose, schwere Anaemie und hochgradige Lungenfunktionsstörung) wird die Reizschwelle sekundärer und tertiärer Erregungsbildungszentren und damit auch die Glykosidtoleranz herabgesetzt.

Wenn die beobachteten Nebenwirkungen nicht durch eine Hypokaliämie oder eine schwere Hypoxie bedingt sind, liegt eine echte Glykosidintoxikation vor.

8.1 Nebenwirkungen am Herzen

8.1.1 *Rhythmusstörungen und Veränderungen von ST und T*
(modifizierte Stufeneinteilung nach *Schmidt-Voigt* [110])

I. Stufe

Die sogenannte *Glykosidimprägnation* ist ein Zeichen für eine richtige Dosierung. Bei ihrem Vorliegen besteht kein Anlaß, die Glykosiddosis zu verringern.

a) Frequenzverlangsamung bei insuffizienzbedingter Sinustachykardie;
b) Frequenzverlangsamung bei Tachyarrhythmia absoluta;
c) Übergang von Vorhofflimmern in regelmäßigen Sinusrhythmus
(Abb. 4);
d) Steigerung der Vorhofflatterfrequenz und Übergang in Vorhofflimmern oder Sinusrhythmus;
e) Verlängerung der Überleitungszeit bis zu 0,24 sec, evtl bis 0,27 sec;
f) leichte muldenförmige ST-Senkung und T-Abflachung;
g) Verkürzung der relativen QT-Dauer.

II. Stufe

Folgende EKG-Veränderungen sind Zeichen einer *Glykosidüberdosierung* und erfordern eine Verringerung der Glykosiddosis:

a) AV-Leitungsstörungen 1. Grades, PQ länger als 0,24 sec (Abb. 23);
b) AV-Leitungsstörungen 2. Grades, häufig *Wenkenbach'sche* Periodik;
AV-Dissoziation;
c) SA-Block, AV-Ersatzsystolen, einzelne monotope ventrikuläre und supraventrikuläre Extrasystolen (Abb. 23);
d) Zunehmende ST-Senkung und präterminal negatives T (Abb. 24);
e) Deutliche Verkürzung der relativen QT-Dauer.

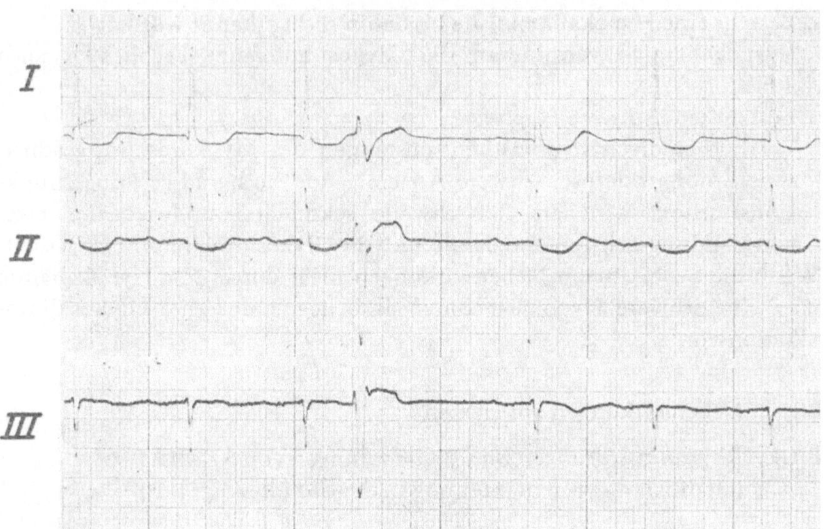

Abb. 23:
62jährige Patientin, Abl. I, II, III, 25 mm/sec. Die Patientin nahm über längere Zeit ohne Indikation 0,2 mg Digitoxin täglich. Ventrikuläre Extrasystolen, muldenförmige ST-Senkung und AV-Leitungsstörung (P–Q = 0,29 sec) beweisen, daß hier Stufe II der glykosidbedingten Veränderungen des EKG erreicht ist. Nach Absetzen des Glykosids normalisierte sich das EKG.

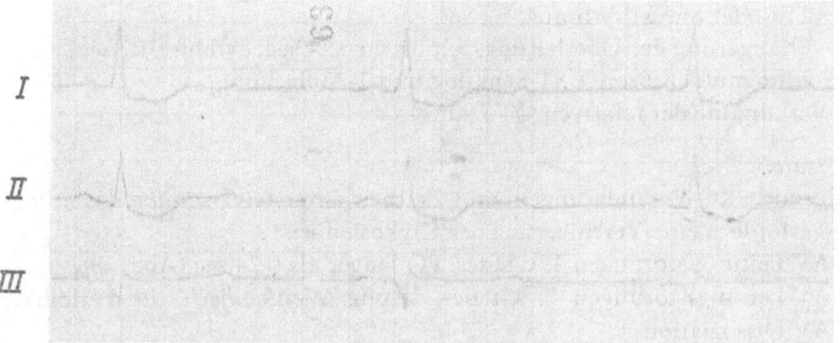

Abb. 24: Der Patient nahm über einen längeren Zeitraum hinweg täglich 0,3 mg Digitoxin. Im EKG AV-Block II. Grades (2 : 1 Block), erhebliche muldenförmige ST-Senkungen und präterminal negative T-Wellen. Nach Absetzen des Glykosids normalisierten sich Rhythmus und Repolarisationsstörung.

66

III. Stufe

Folgende EKG-Veränderungen sind Ausdruck einer starken *Glykosid-Intoxikation* und erfordern das Absetzen des Glykosids:

a) Ständige monotope Bigeminie und Trigeminie

b) Polytope Extrasystolen (Abb. 25)

Sie sind ein Zeichen dafür, daß der vorliegende Wirkspiegel 75 % der letalen Dosis erreicht hat (29)!

c) Kammertachykardie (= drohendes Kammerflattern und -flimmern)

Da die Zentren glykosidbedingter Kammertachykardien oft ziemlich hoch sitzen, brauchen die QRS-Komplexe nicht sehr stark deformiert zu sein (122) (Abb. 26). Manchmal beobachtet man bei den Tachykardien auch alternierende Kammerkomplexe (Abb. 27)

d) AV-Knotenbradykardie

e) Vorhoftachykardie mit, seltener auch ohne AV-Überleitungsstörungen (Abb. 28)

f) Übergang von Sinusrhythmus in Vorhofflimmern (Abb. 29)

g) AV-Blockierungen höheren Grades (totaler Block)

h) Extreme ST-Senkung und extrem negatives T

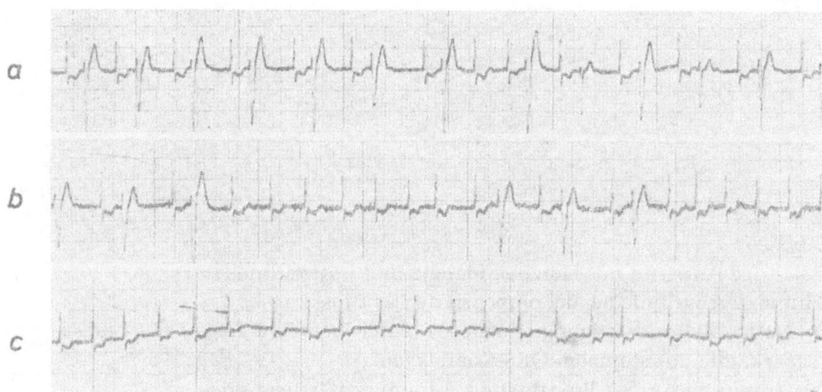

Abb. 25:

67jährige Patientin mit dekompensierter Mitralklappeninsuffizienz (Abl. avF, 10 mm/sec)

a) Unter der Therapie mit 0,2 mg Digitoxin traten gehäuft polytope ventrikuläre Extrasystolen auf. Grundrhythmus ist eine Flimmerarrhythmie.

b) 20 min, c) 35 min nach 1 g Procainamid intramuskulär; die Extrasystolen konnten unterdrückt werden.

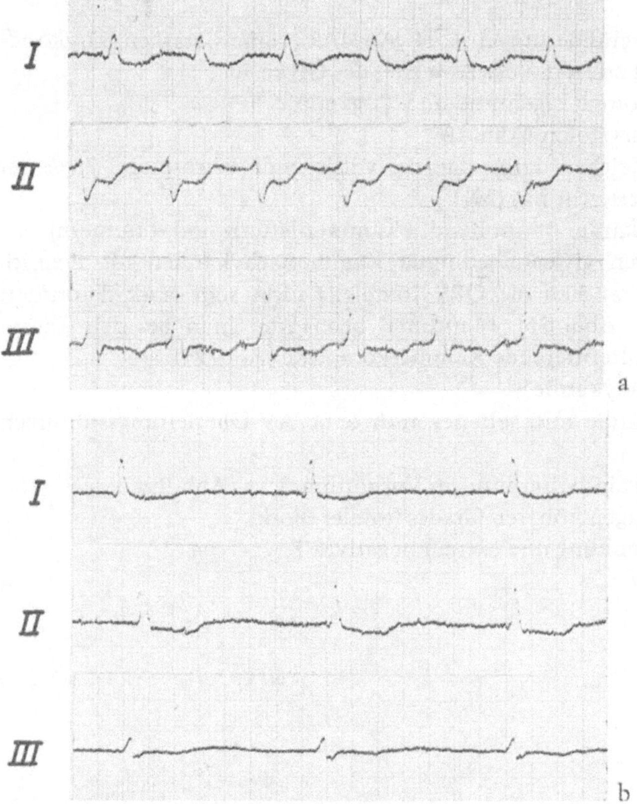

Abb. 26:
73jährige Patientin mit Herzinsuffizienz und mittelschneller
Flimmerarrhythmie bei dekompensierter Kardiosklerose.
a) Nach Glykosidsättigung Auftreten einer ventrikulären
Tachykardie mit schmalen QRS-Komplexen.
b) 30 min nach 0,5 g Procainamid intramuskulär liegt wieder eine mittelschnelle Flimmerarrhythmie vor.

68

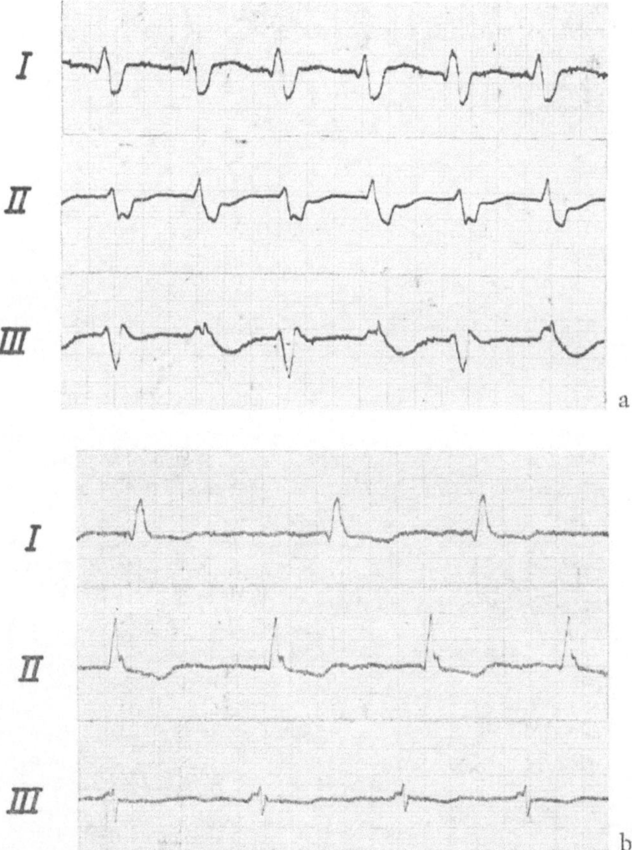

Abb. 27:
69jährige Patientin mit schwerster Doppelinsuffizienz und Flimmerarrhythmie bei dekompensiertem kombinierten Mitralvitium. Keine Glykosidbehandlung.
a) Nach protrahierter Injektion von 1,25 mg Proscillaridin kommt es zum Auftreten einer ventrikulären Tachykardie mit Alternieren von QRS.
b) 50 min nach 1g Procainamid intramuskulär sistiert die Tachykardie, eine mittelschnelle Flimmerarrhythmie resultiert.

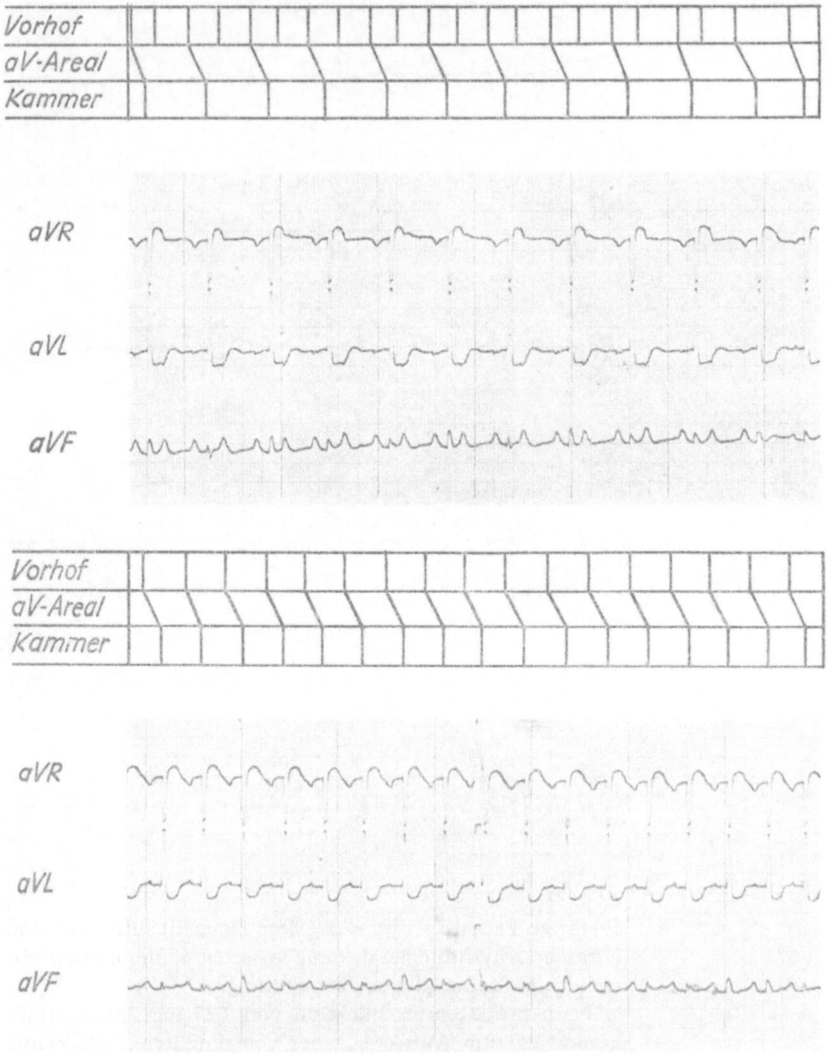

Abb. 28:
56jährige Patientin mit Herzinsuffizienz, Niereninsuffizienz und Hypokaliämie (Ableitungen nach Goldberger,
25 mm/sec, 1 mV = 16 mm)
Unter der Therapie mit 0,2 mg Digitoxin nach Sättigung
kommt es zum Auftreten einer Rhythmusstörung:

a) Vorhoftachykardie (190/min) mit 2:1 Block, Kammerfrequenz 95 min
b) Nach Infusion von 6 g K-Mg-Aspartat sinkt die Vorhof-
frequenz auf 145/min, nun 1:1 Überleitung, P–Q: 0,18 sec
c) Nach Injektion von 9 mg Alprenolol Frequenzrückgang
auf 105/min; die Überleitungszeit steigt weiter auf nun
0,22 sec an

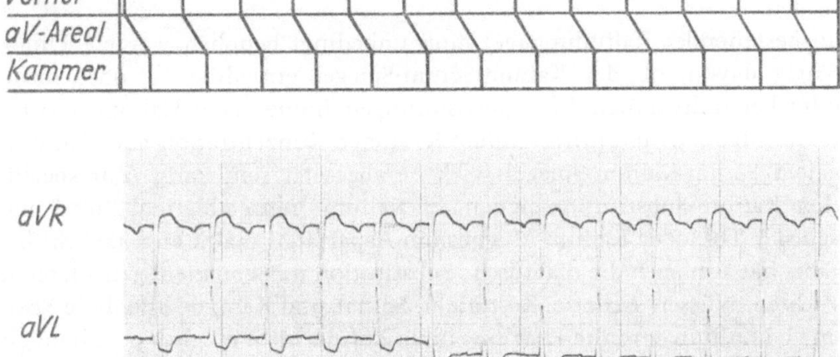

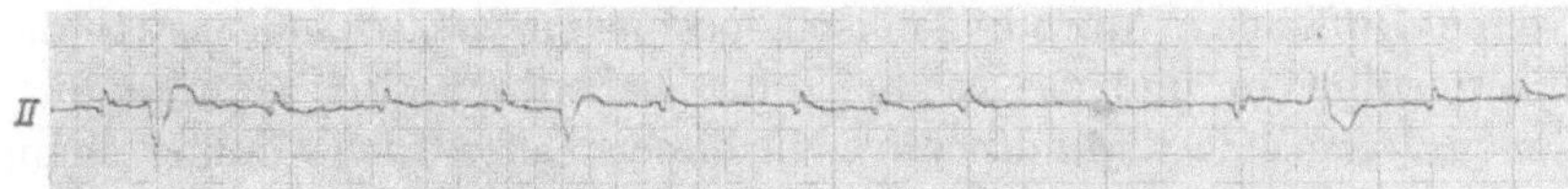

Abb. 29:
48jähriger Patient mit schwerer therapieresistenter Linksinsuffizienz des Herzens bei Zustand nach Vorderwand-
infarkt. Es wurde bei hohem Glykosidbedarf ein Wirkspiegel von 4,3 mg Digitoxin aufgebaut. Hierbei kam es zum
Auftreten von polytopen ventrikulären Extrasystolen und
Vorhofflimmern, die nach Absetzen des Glykosids wieder
verschwanden.

Da ein spezifisches Antidot gegen Herzglykoside nicht bekannt ist, steht unter den therapeutischen Maßnahmen das sofortige Absetzen der Glykoside an erster Stelle. Die Glykosidverabreichung muß so lange unterbleiben, bis sich die Nebenerscheinungen zurückgebildet haben. Es ist in solchen Situationen besser, die Glykoside ganz abzusetzen, als ihre Dosierung zu verringern. Nach dem Abklingen der letzten toxischen Symptome kann die Therapie dann mit geringerer Dosierung weitergeführt werden.

Ein bestehender Kaliummangel muß unbedingt behoben werden. Unabhängig davon, ob der Kalium-Serum-Spiegel erniedrigt ist oder nicht, sollte bei tachykarden Rhythmusstörungen immer eine Kaliumsubstitution erfolgen, da die intrazelluläre K^+-Ionen-Konzentration auch bei normalem Serum-Kalium-Spiegel stark herabgesetzt sein kann. Zur spezifischen Kalium-Substitution eignen sich Kalium-Brausetabletten, 2 bis 5 mal täglich 1 Tbl. oder Kalium-Magnesium-Aspartat, 3 mal 2 Drg. täglich. Bewährt hat sich auch die diätetische Substitution mit Bananen, getrockneten Früchten, Nüssen, Sellerie, Kartoffeln, Spinat und Käse, da alle diese Speisen viel Kalium enthalten. Ist eine orale Zufuhr nicht möglich oder handelt es sich um eine Notfallsituation, so muß Kalium intravenös zugeführt werden. Hierfür eignen sich Kaliumchlorid oder Kalium-Magnesium-Aspartat (250 ml der fertigen Lösung enthalten 5 g Kalium-Magnesium-Aspartat, entsprechend 14 mval Kalium$^+$) (Abb. 28). Die Kalium-Konzentration der Infusionslösung sollte nie mehr als 80 mval/l betragen, die Infusionsgeschwindigkeit sollte bei 20 mval/h (4) liegen. Je stärker die bestehende Hypokaliämie ist, um so gefährlicher ist die rasche Kaliumzufuhr (83, 134). Eine parenterale Kalium-Substitution sollte immer nur unter EKG-Kontrolle durchgeführt werden.

Niereninsuffizienz, Morbus Addison, postoperative Zustände sowie die Leberinsuffizienz und das frische Koma diabetikum sind Kontraindikationen gegen eine Kaliumtherapie. In diesen Fällen sowie immer dann, wenn die Therapie mit Kalium nicht zum Erfolg führt, kommen weitere Maßnahmen zur Behandlung der glykosidbedingten Rhythmusstörungen in Betracht: Procainamid, 1–2 x tgl. 0,5–1 g i. m. (vergl. Abb. 25, 26, 27), Chinidin oder Ajmalin. Auch β-Rezeptoren-Blocker (Abb. 28) und Diphenylhydantoin (DPH) können eingesetzt werden (46, 53). Vor allem die Therapie mit DPH wird neuerdings sehr empfohlen. Es soll die Erregbarkeit des Herzmuskels stark herabsetzen (52, 53), ohne dabei die intraventrikuläre Erregungsleitung zu beeinflussen. Die Wirkungsbreite von Digitalis soll durch DPH vergrößert werden. *Hansen* (46) berichtet über

eine gute Wirkung des DPH bei Patienten mit digitalisbedingten ventrikulären und supraventrikulären Rhythmusstörungen. Im Notfall werden bis 250 mg langsam intravenös gegeben. Bei peroraler Therapie erhält der Patient in den ersten 3–4 Tagen 3 x 2 Tabletten à 100 mg, danach kann die Dosis auf 3 x 1 Tablette à 100 mg reduziert werden. Bei
der Dauertherapie mit DPH muß auf Nebenwirkungen geachtet werden.
Depressionen, Gingiva-Hypertrophie und Arzneimittelexanthem können
auftreten.

Eine Elektrotherapie (Kardioversion) ist bei glykosidbedingten tachykarden Rhythmusstörungen kontraindiziert, da es zum irreversiblen Kammerflimmern kommen kann (19). Eine Ausnahme bildet das glykosidbedingte Kammerflimmern und Kammerflattern. Der Wert der Defibrillation ist dann zwar fraglich, eine Gefährdung stellt sie jedoch in diesem Fall
nicht dar (Abb. 30).

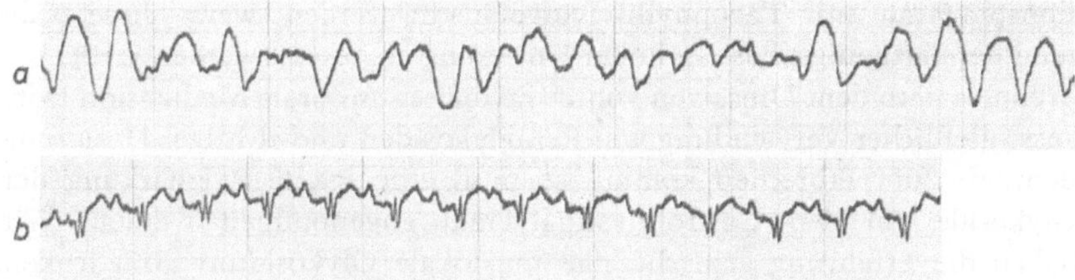

Abb. 30:
73jähriger Patient mit schwerster Doppelinsuffizienz und
bradykarder Flimmerarrhythmie bei hochgradiger dekompensierter Kardiosklerose.
a) Während der Rekompensation unter Digitoxin und Diuretika tritt plötzlich ein *Morgagni-Adams-Stokes*-Anfall auf,
der durch Kammerflimmern ausgelöst ist. Wenn auch nicht
allein verursacht, so wurde diese Rhythmusstörung doch
sicher durch das Herzglykosid begünstigt.
b) Nach sofortiger Applikation von 400 Wsec als direkter
Gleichstromschock kann ein regelmäßiger Sinusrhythmus
erzielt werden. Eine antiarrhythmische Therapie, Glykosidpause und Kaliumsubstitution konnten im weiteren Verlauf
den Rhythmus stabilisieren.

Beim Auftreten von bradykarden Rhythmusstörungen und AV-Leitungsstörungen sind Atropin und Orciprenalin angezeigt. Kalium hat in diesen
Fällen keinen günstigen Effekt, da es die Überleitung noch verlängert

(4, 83). Kommt es zum totalen AV-Block mit hochgradiger Bradykardie und *Morgagni-Adams-Stokes*-Anfällen, so muß ein temporärer Schrittmacher gelegt werden; Kalium ist auch in diesen Fällen nicht indiziert.

8.2 Gastrointestinale Nebenwirkungen

Kommt es während der Glykosidtherapie zu Störungen von seiten des Magen-Darm-Trakts, so muß differentialdiagnostisch geklärt werden, ob es sich dabei um glykosidbedingte Nebenwirkungen handelt oder ob dem andere Ursachen zugrunde liegen.

Häufig werden Appetitlosigkeit und Übelkeit fälschlicherweise als die Folge einer lokalen Glykosidreizung angesehen; in Wirklichkeit aber sind sie Ausdruck einer Stauungsgastritis und bilden sich nicht nach Absetzen, sondern erst nach Erhöhen der Glykosiddosis wieder zurück (59). Eine scheinbare Glykosidunverträglichkeit kann auch durch Kombinationspräparate mit Theophyllin vorgetäuscht werden, wenn diese während der Sättigungsphase in hoher Dosierung eingesetzt werden (110).

Wenn es nach dem Umsetzen von intravenöser auf orale Medikation trotz ausschließlicher Verwendung von Reinglykosiden und richtiger Dosierung dennoch zum Erbrechen kommt, so muß eine lokale Reizwirkung der Glykoside auf den Gastrointestinal-Trakt angenommen werden. Wir haben die Erfahrung gemacht, daß die lokale Glykosidunverträglichkeit mit dem Umstellen auf dünndarmlösliche Dragées oft umgangen werden kann. Als Ursache für zuweilen auftretende Diarrhoen wird die erregende Wirkung der Glykoside auf die glatte Darmmuskulatur angesehen, ein Effekt, der durch Papaverin gehemmt werden kann (32).

8.3 Nebenwirkungen am zentralen Nervensystem

8.3.1 *Übelkeit und Erbrechen*

Wenn der Wirkspiegel in einen toxischen Bereich ansteigt, kommt es regelmäßig zum Glykosiderbrechen und zur Glykosidübelkeit. Im Gegensatz zu den gastrointestinalen Nebenwirkungen, wie sie bei der peroralen Gabe von Glykosiden auftreten können, sind diese Nebenwirkungen die Folge einer direkten Reizung des Brechzentrums durch die Glykoside. Wahrscheinlich spielt auch die Reizung des Nervus vagus dabei eine gewisse Rolle. Besonders bei Frauen kommt es häufig zum Glykosiderbrechen.

Unter den therapeutischen Maßnahmen steht die Unterbrechung der Glykosidgabe an erster Stelle. Wenn nach Abklingen der Nebenwirkungen dann mit einer niedrigeren Dosis weiterbehandelt wird, läßt sich das

Glykosiderbrechen fast immer vermeiden. Zur Behandlung des einmal eingetretenen Glykosiderbrechens eignet sich die i.m.-Injektion von Atropinsulfat, 2 x tgl. 0,5 mg.

8.3.2 *Sehstörungen*

Herzglykoside können verschiedenartige Sehstörungen hervorrufen. Durch glykosidbedingte Augenmuskellähmung kann es zum Auftreten von Doppelbildern kommen; auch Skotombildungen und Verschlechterung des Sehvermögens sind beschrieben worden. Daneben gibt es eine Reihe sog. entoptischer Sehstörungen: manche Patienten klagen über das Auftreten farbiger Leuchterscheinungen (91, 107), andere Patienten berichten über blaue Farberscheinungen (Kornblumenphänomen), weitere sehen nur graue Pünktchen, die an kleine Sterne erinnern. Häufiger ist die sog. Xantheropsie, bei der die Patienten angeben, alles wie durch einen gelben Schleier zu sehen. Da das Auftreten dieser Sehstörungen dosisunabhängig ist, muß das auslösende Glykosid in diesen Fällen meist abgesetzt werden. Die geschilderten Farberscheinungen treten vor allem bei der Therapie mit langsam abklingenden Glykosiden auf, da diese auf Grund ihrer besseren Fettlöslichkeit auch eine größere Affinität zum zentralen Nervensystem haben. Nach Gabe der mehr wasserlöslichen Glykoside (Strophanthin, Proscillaridin) kommt es zu solchen Farberscheinungen nicht. Man kann daher bei ihrem Auftreten eine Umstellung auf eines der zuletzt genannten Glykoside vornehmen.

8.3.3 *Andere neurotoxische Nebenwirkungen*

In der Literatur wird auch von sehr seltenen neurotoxischen Nebenerscheinungen berichtet, die vor allem bei älteren Patienten auftreten (107, 118). Es seien hier nur genannt: Kopfschmerzen, Unruhe, Schlaflosigkeit, Depressionen, psychotische Syndrome und die retrobulbäre Opticus-Neuritis.

8.4 Andere Nebenwirkungen der Herzglykoside

Vereinzelt wurde über das Auftreten einer einseitigen oder doppelseitigen Gynaekomastie (96, 118) berichtet. Bei Männern soll die Glykosidtherapie auch zur Impotenz führen können.

Allergische Nebenwirkungen sind sehr selten. Urtikaria und thrombopenische Purpura (39) sind beschrieben worden.

9. Methoden, die den Glykosideffekt verstärken und die therapeutische Breite vergrößern

Immer wieder ist behauptet worden, man könne durch die Verabreichung geeigneter Medikamente die Glykosiddosis und damit das Ausmaß der Nebenwirkungen verringern, den positiv inotropen Effekt jedoch voll erhalten. Bisher haben sich jedoch solche Erwartungen noch in keinem Fall bestätigen lassen. Für die Erzielung eines echten Glykosideffekts bedarf es einer ausreichend hohen Glykosiddosierung!

Auch die Frage, ob sich die therapeutische Breite von Herzglykosiden durch bestimmte Medikamente vergrößern läßt, kann nur sehr zurückhaltend beantwortet werden. In manchen Fällen der Herzinsuffizienz kommt es bei der Glykosidtherapie schon vor Erreichen des Vollwirkspiegels zu Rhythmusstörungen, die eine weitere Verabreichung des Glykosids verbieten. Hier läßt sich durch vorübergehende Gabe von DPH, Procainamid und dergleichen die Rhythmusstörung auch ohne Unterbrechung der Glykosidgabe unterdrücken. Ist der Vollwirkspiegel einmal erreicht und die Herzinsuffizienz kompensiert, so kann die Glykosidbehandlung meist auch ohne antiarrhythmische Therapie fortgesetzt werden. Im gewissen Sinne wird also durch diese Medikamente die therapeutische Breite der Glykoside vergrößert. Neuerdings hat sich die prophylaktische Gabe von Kalium-Magnesium-Aspartat bewährt (13). Die glykosidbedingten Nebenwirkungen sollen bei diesem Vorgehen deutlich vermindert sein, wenn auch eine Glykosideinsparung hierdurch nicht erzielt werden kann.

Tierexperimentelle Befunde sprechen dafür, daß auch durch Spirolactone die Verträglichkeit der Herzglykoside erhöht wird (119). Hierbei mag der kaliumretinierende Effekt dieser Stoffe eine gewisse Rolle spielen. Es wird auch berichtet, daß Cocarboxylase, anabole Hormone und Vitamin E auf dem Umweg über die Verbesserung des Myokardstoffwechsels die therapeutische Breite der Herzglykoside vergrößern sollen (13, 96).

Literaturverzeichnis

(1) Arani, D. T., R. A. Carleton:
›The deleterious Role of Tachycardia in Mitral Stenosis‹
Circulation XXXVI (1967), 511

(2) Aschenbrenner, R.:
›Zur Therapie mit Herzglykosiden‹
Dtsch. med. Wschr. *92*, (1967), 610

(3) Augsberger, A.:
›Quantitatives zur Therapie mit Herzglykosiden‹
Med. Welt *20* (1951), 1471

(4) Avenhaus, H.:
›Rhythmusstörungen des Herzens bei Glykosidtherapie‹
Dtsch. med. J. *18* (1967), 189

(5) Basche-Langer, M., J. Schmidt-Voigt, H. Klepzig:
›Untersuchungen zur Frage der Langzeitbehandlung mit Herzglykosiden‹
Dtsch. med. Wschr. *93* (1968), 2338

(6) Belz, G. G.:
›Klinisch-experimentelle Untersuchungen mit dem Herzglykosid Proscillaridin unter besonderer Berücksichtigung seiner enteralen Resorptionsquote‹
Med. Klin. *63* (1968), 96

(7) Belz, G. G.:
›Behandlung der idiopathischen hypertrophen subvalvulären Aortenstenose mit Propranolol‹
Med. Klin. *64* (1969), 2019

(8) Belz, G. G.:
›Über klinisch quantitative Untersuchungen herzwirksamer Glykoside‹
Med. Welt *20* (N. F.), (1969), 1898

(9) Belz, G. G.:
›Zur Abklingquote des k-Strophanthin‹
Herz/Kreislauf *1* (1969), 251

(10) Belz, G. G. et al.:
›Plasmaspiegel von k-Strophanthin-α (Cymarin) und k-Strophanthin-γ nach intravenöser Injektion‹
in Vorbereitung

(11) Belz, G. G., K. Olesch, J. Schmidt-Voigt:
›Klinische Erfahrungen bei der Kardioversionsbehandlung von Vorhofflimmern und Vorhofflattern‹
Z. Kreisl. Forsch. im Druck

(12) Belz, G. G.:
›Das Phänomen des Frequenzwiederanstiegs nach intra-

venöser Injektion schnellabklingender Herzglykoside bei
schneller Flimmerarrhythmie‹
Herz/Kreislauf 2 (1970), 397

(13) Belz, G. G.:
›Zur Therapie der Herzinsuffizienz – neue Gesichts-
punkte und Möglichkeiten‹
Herz/Kreislauf 2 (1970), 305

(13a) Belz, G. G.:
›New aspects in the treatment of arrhythmias‹
Arch. bras. cardiol. im Druck

(14) Bernsmeier, A., U. Gottstein:
›Der Schlaganfall‹
Internist 4 (1963), 55

(15) Binnion, P. F., L. M. Morgan, H. M. Stevenson, E. Fletcher:
›Plasma and myocardial digoxin concentrations in patients
on oral therapy‹
Brit. Heart J. XXXI (1969), 636

(16) Blumberger, K.:
›Klinisch-experimentelle Untersuchungen über die
Wirkung von β-Acetyldigoxin bei dekompensierten
Herzkranken‹
Med. Welt (1966), 17 (N. F.), 82

(17) Burger, H., O. Spühler:
›Acetydigoxin, ein neues herzaktives Glykosid‹
Schweiz. med. Wschr. 96 (1966), 1389

(18) Bussmann, W. D., P. Wirtz, E. Lüthy, H. P. Krayenbühl:
›Die Wirkung von herzwirksamen Glykosiden und Aglukonen
am suffizienten Herzen‹
Dtsch. med. Wschr. 94 (1969), 779

(19) Castellanos, A. jr., J. R. Jude, L. Lemberg, K. Mobin-Uddin:
›Cardioversion of drug related arrhythmias‹
Acta cardiol. XXII (1967), 444

(20) Corell, J. W., E. Braunwald, J. Ross jr., E. H. Sonnenblick:
›Studies on digitalis effects on myocardial oxygen
consumption‹
J. Clin. Invest. 45 (1966), 1535

(21) Deck, K. A.:
›Änderung der Sinusfrequenz unter dem Einfluß von
Herzglykosiden‹
Med. Welt (1965), 2578

(22) Doherty, J. E., W. H. Perkins:
›Studies with tritiated digoxin in human subjects after
intravenous administration‹
Am. Heart. J. 1962, 536

(23) Doherty, J. E., W. H. Perkins, W. J. Flanigan:
›The distribution and concentration of tritiated digoxin
in human tissues‹
Ann. of intern. Med. 66, (1967), 116

(24) Erbslöh, F., K. Rompel:
›Apoplektischer Insult als Verlaufsergebnis der zerebralen
Arteriosklerose‹
Med. Klin. 64 (1969), 2059

(25) Färber, A., W. Riedel:
›Erfahrungen mit β-Acetyldigoxin‹
Münch. Med. Wschr. 108 (1966), 721

(26) Fish, Ch.:
›Digitalis‹
Grune & Stratton, New York 1969

(27) Fleckenstein, A.:
›Die Bedeutung der energiereichen Phosphate für Kontraktilität
und Tonus des Myokards‹
Vortrag 70. Tagung Dtsch. Ges. Inn. Med. (1964) Wiesbaden

(28) Friedemann, M.:
›Die Kardioversion‹
Hans Huber, Bern–Stuttgart 1968

(29) Gillmann, H.
›Die Behandlung der Digitalisintoxikation‹
Dtsch. med. Wschr. 92 (1967), 1031

(30) Gold, H.:
›Pharmacologic Basis of Cardiac Therapie‹
J. Am. Med. Ass. 1946, 547

(31) Gottstein, U.:
›Physiologie und Pathophysiologie des Hirnkreislaufs‹
Med. Welt (1965), 715

(32) Graebner, R. u. K. Credner:
›Die extrakardiale Wirkung von Cymarin auf die glatte
Muskulatur des Darmes‹
Naunyn-Schmiedebergs Arch. Pharm. u. exp. Path. 258 (1967), 37

(33) Grahame-Smith, D. G., Everest, M. S.:
›Measurement of Digoxin in Plasma and its use in Diagnosis
of Digoxin intoxication‹
Brit. Med. J. (1969), 286

(34) Greeff, K. u. H. Kasperat:
›Vergleich der neurotoxischen Wirkung von Digitalisglykosiden
und Geninen bei intracerebraler und intravenöser Injektion
an Mäusen, Ratten und Meerschweinchen‹
Naunyn-Schmiedebergs Arch. exp. Path. u. Pharm. 242 (1961), 76

(35) Greeff, K.:
›Tierexperimentelle Untersuchungen über die Resorption
von Strophanthin bei oraler Verabfolgung‹
Verh. Dtsch. Ges. Kreisl. Forsch. 24. Tagung, 310

(36) Greeff, K., D. Schwarzmann u. G. Waschulzik:
›β-Acetyldigoxin und Digoxin‹
Arzneimittelforschung 15, (1965), 483

(37) Greeff, K.:
›Zum Wirkungsmechanismus der Digitalisglykoside‹
in Greeff (Herausgeber): ›Problem der klinischen Prüfung
herzwirksamer Glykoside‹
Steinkopff, Darmstadt 1968

(38) Greeff, K.: (Herausgeber)
›Probleme der klinischen Prüfung herzwirksamer Glykoside‹
Steinkopff, Darmstadt, 1968

(39) Grettve, J., B. Johannsson:
›Digitalis allergy: Review of the literature and report
of a case‹
Cardiology 32 (1958), 374

(40) Grobel, P., u. M. Mottahedin:
›Klinischer Beitrag zur Frage der oralen Wirksamkeit
strophanthinartiger Substanzen am Beispiel des Cymarins‹
Therapiewoche 16 (1966), 1631

(41) Günther, R., M. J. Halhuber, H. Kirchmair:
›Praktische Fragen an die Kardiologie‹
2. Auflage Urban u. Schwarzenberg, München–Berlin 1964

(42) Haberland, G.:
›Darstellung und Eigenschaften von Glykosidestern‹
Arzneim. Forsch. 15 (1965), 481

(43) Haarmann, W., A. Hagemeier u. L. Lendle:
›Über die Bindung von Digitalisglykosiden und Digitaloiden
an die Eiweißstoffe des Blutserums‹
Arch. exper. Path. u. Pharm. 194 (1940)

(43a) Haas, H.:
›Scillaglykoside‹
Med. Klin. 62 (1967), 121

(44) Hachmann, G.:
›Klinische Erfahrungen mit dem Herzglykosid Acylanid‹
(Acetyl-Digitoxin-Sandoz)
Ärztl. Forsch. 11 (1957), 601

(45) Hammond, J. u. W. Withaker:
›Effects of intravenous digoxin in uncontrolled auricular
fibrillation‹
Brit. Heart. J. XIX (1957), 23

(46) Hansen, H. W.:
›Therapie digitalisbedingter Rhythmusstörungen des Herzens
mit Diphenylhydantoin‹
Med. Klin. 65 (1970), 101

(47) Hatcher, R. A. u. J. G. Brody:
›The biological standards of drugs‹
Am. J. Pharm. 82 (1910), 360

(48) Hausen, W. J., A. Kühn:
›Diagnostik und Therapie der idiopathischen hypertrophischen
Subaortenstenose‹
Z. Kreisl Forsch. 58 (1969), 1062

(49) Heinecker, R.:
›Zur Differentialtherapie mit Herzglykosiden‹
Med. Welt (1965), 1470

(50) Heinecker, R.:
›EKG-Fibel‹
Georg Thieme, Stuttgart 1965

(51) Heinrich, F.:
›Die hypertrophischen Subaortenstenosen‹
Med. Welt (N. F.) (1967), 1528 u. 1567

(52) Helfant, R. H., B. J. Scherlag, A. N. Damato:
›The Electrophysiological Properties of Diphenylhydantoin
Sodium as compared to Procaine Amide in the normal and
Digitalis-intoxicated Heart‹
Circulation 36 (1967), 108

(53) Helfant, R. H., B. J. Scherlag, A. N. Damato:
›Protection from Digitalis Toxicity with the Prophylactic
Use of Diphenylhydantoin Sodium‹
Circulation, 36 (1967), 119

(54) Hilger, H. H.:
›Grundzüge der Glykosidtherapie bei Herzmuskelinsuffizienz‹
Therapiewoche 18 (1968), 590

(55) Hochrein, H.:
›Experimentelle und klinische Gesichtspunkte zur
Digitaliswirkung‹
Münch. Med. Wschr. 111 (1969), 1294

(56) Huebner, E. F.:
›Über die Verwendung von Acetyldigoxin zur Digitalistherapie‹
Wien. Med. Wschr. 117 (1967), 713

(57) Kaltenbach, M.:
›Beurteilung der Leistungsreserven von Herzkranken mit Hilfe
von Stufenbelastungen‹
Boehringer Mannheim GmbH 1968

(58) Kast, G. u. H. Klepzig:
›Untersuchungen über die Resorbierbarkeit von β-Acetyldigoxin
mit Hilfe des Elektrokardiogramms‹
Med. Welt (1967), 634

(59) Kirchmair, H.:
›Der Therapieplan bei chronisch Herzkranken‹
Med. Welt (1964), 1455

(60) Klein, K.:
›Kardiozerebrale Durchblutungsstörungen‹
Med. Klin. *64* (1969), 2393

(61) Klepzig, H.:
›Die Therapie mit Herzglykosiden‹
Med. Klin. *64* (1969), 1533

(62) Klepzig, H. u. F. Reichert:
›Über die Rekompensation von Digitalis-überempfindlichen
Patienten‹
Med. Welt (1961), 572

(63) König, E., A Albus. A. Lemp:
›Quantitative Eigenschaften von β-Acetyldigoxin‹
Med. Klin. *63* (1968), 151

(64) König, E. F. Trepel, A. Lemp, P. Mergnet, K.-L. Froer:
›Der Belastungsvenendruck als Kriterium der Herzleistungsfähigkeit‹
Z. Kreisl. Forsch. *57* (1968), 151

(65) König, K., H. Reindell, O. F. Goldschmidt:
›Vergleichende Langzeitbeobachtungen über die Wirkung
einer Bewegungs- bzw. Digoxintherapie bei Patienten
mit abgeheiltem Herzinfarkt‹
Med. Welt (1965), 2469

(66) König, K., H. Reindell, G. Hoffmann:
›Zur Frage der Glykosid-Dauer- oder -Intervallbehandlung
bei Belastungsinsuffizienz des Herzens‹
Dtsch. Med. Wschr. *92* (1967), 292

(67) Korth, C., K. Spang:
›Die Wirkung des Digitoxins auf Elektrokardiogramm
und Herzmuskel der Katze‹
Naunyn-Schmiedebergs Arch. *184* (1937), 349

(68) Kosowsky, B. D., J. I. Haft, S. H. Lau, E. Stein, A. N. Damato:
›The effects of digitalis on atrioventricular conduction
in man‹
Amer. Heart J. *75* (1968), 736

(69) Kubicek, F., A. Lindner, K. Polzer:
›Zur Pharmakologie und therapeutischen Anwendung
des Proscillaridin A‹
Wien. Klin. Wschr. *77* (1965), 12

(70) Kuschinsky, G. H. Lüllmann:
›Kurzes Lehrbuch der Pharmakologie‹
Thieme Verlag, Stuttgart 1964

(71) Kuschinsky, K.:
›Zur Frage der Kumulation von Herzglykosiden‹
Dtsch. Med. Wschr. 93 (1968), 2344

(72) Lage, G. L., J. L. Spratt:
›H³ – Digoxin Metabolism by Adult Male Rat Tissues in Vitro‹
J. Pharm. exp. Therap. 149 (1965), 248

(73) Lahrtz, H., H. M. Reinhold, P. A. v. Zwieten:
›Serum concentration and urinary Excretion of 3H-Ouabain
in Patients Suffering from Liver or Kidney Diseases‹
Pharm. Clin. 1 (1969), 114

(74) Lahrtz, H., H. M. Reinhold, P. A. v. Zwieten:
›Serumkonzentration und Ausscheidung von 3H-Digitoxin
beim Menschen unter normalen und pathologischen Bedingungen‹
Klin. Wschr. 47 (1969), 695

(75) Lampe, K.:
›Ein Beitrag zur oralen Strophanthintherapie‹
Med. Welt (1968), 1569

(76) Langer, M.:
›Untersuchungen zur Frage der Langzeitbehandlung mit
Herzglykosiden‹
Inaugural-Diss. Freiburg 1964

(77) Lauterbach, F.
›Über Unterschiede im Mechanismus der enteralen
Resorption kardiotoner Steroide und anderer Pharmaka‹
Naunyn-Schmiedebergs Arch. Pharm. exp. Path. 257 (1967), 432

(78) Lemp, A., E. König, F. Trepel, K. L. Froer, K. P. Boergen:
›Der Belastungsvenendruck als Kriterium der Herzleistungs-
fähigkeit‹
Z. Kreisl. Forsch. 57 (1968), 366

(79) Lendle, L., P. Pusch:
›Über die Bindung der Digitaliskörper an die Eiweißstoffe
des Blutes‹
Arch. exp. Path & Pharm. 177 (1935), 550

(80) Logue, R. B., J. W. Hurst:
›Errors in the Recognition and Treatment of Heart Disease‹
Circulation 10 (1954), 920

(81) Lowenstein, J. M.:
›A method for measuring plasma levels of digitalis glycosides‹
Circulation XXXI (1965), 228

(82) Lowenstein, J. M.; E. M. Corill:
›An improved method for measuring plasma and tissue concentra-
tions of digitalis glycosides‹
J. Lab. a. Clin. Med. *67* (1966), 1048

(83) Lowitz, H. D., F. Scheler:
›Digitalistherapie und Niereninsuffizienz‹
Med. Klin. *63* (1968), 1997

(84) Lydtin, H., K. Schnelle, N. Zöllner:
›Digitalis- und Strophanthinglykoside beim Gesunden‹
Med. Klin. *61* (1966), 349

(85) Lyon, A. F., A. C. Degraff:
›Reappraisal of digitalis, VI. Chemistry of commonly used cardiac glyco-
sides‹
Amer. Heart J. *73* (1967), 278

(86) Marcus, F. I., A. Peterson, A. Salel, J. Scully, G. Kapadia:
›The Metabolism of Tritiated Digoxin in Renal Insufficiency
in Dogs and Man‹
J. Pharm. exp. Therap. *152* (1966), 372

(87) Marks, B. H., S. Dutta, J. Gauthier, D. Elliott:
›Distribution in Plasma, Uptake by the Heart and Excretion
of Ouabain-H^3 in Human Subjects‹
J. Pharm. exp. Therap. *145* (1964), 351

(88) Mason, D. T., E. Braunwald:
›Studies on digitalis. IX Effects of Ouabain on the
Nonfailing Human Heart‹
J. Clin. Invest. *42* (1963), 1105

(89) Müller, P. H., C. Maier:
›Klinische Untersuchungen zur Wirkung von α-Acetyl-Digoxin‹
Münch. Med. Wschr. *110* (1968), 159

(90) Niederhoff, H.:
›Beitrag zur Berechnung der Abklingquote herzwirksamer
Glykoside‹
Kreisl. Forsch. *54* (1965), 537

(91) Niedner, R.:
›Taschenbuch der Digitalis-Therapie‹
Georg Thieme Verlag, Stuttgart 1961

(92) Nusser, E., R. Eberl:
›Vergleichende Untersuchungen zur Wirksamkeit von
Strophanthin und von Cymarin bei Patienten mit vorwiegender
Linksinsuffizienz‹
Med. Klin. *59* (1964), 2072

(93) Nusser, E. u. R. Eberl:
›Zur Therapie der digitalisinduzierten Vorhoftachykardie
mit A-V-Überleitungsstörung‹ Med. Klin. *63* (1968), 502

(94) Okita, G. T., P. J. Talso, J. H. Curry, F. D. Smith, E. M. K. Geiling:
›Metabolic Fate of Radioactive Digoxin in Human Subjects‹
J. Pharm. exp. Therap. *115* (1955), 371

(95) Okita, G. T., P. J. Talso, J. H. Curry, F. D. Smith, E. M. K. Geiling:
›Blood Level Studies of C^{14}-Digitoxin in Human Subjects
with Cardiac Failure‹
J. Pharm. exp. Therap. *113* (1955), 376

(96) Pillen, D.:
›Unterstützende medikamentöse Maßnahmen in der Rehabilitation
Herzkranker‹
Med. Welt 20 (N. F.) (1969), 2689

(97) Prill, A., H. Ch. Hopf, H.-A. Paul:
›Zerebrale Durchblutungsstörungen und ihre Behandlung‹
Med. Klin. *65* (1970), 229

(98) Quandt, J., H. Julich, A. Huhn, W. Birkmayer, E. Neumayer:
›Prophylaxe und Therapie der zerebralen Durchblutungsstörungen
des Erwachsenenalters‹
F. K. Schattauer, Stuttgart–New York, 1969, S. 947

(99) Reindell, H., R. Weyland, R. Bilger, H. Klepzig:
›Zur Frage der Resorbierbarkeit des herzwirksamen Glykosids im
Strophoral‹
Münch. Med. Wschr. *94* (1952), 266

(100) Reindell, H. K. König, G. Hoffmann:
›Die Belastungsinsuffizienz des Herzens, Diagnostik und
Behandlung‹
C. F. Boehringer & Soehne, Mannheim, keine Jahresangabe

(101) Robbers, H.:
›Praktische Diabetologie‹
Werk-Verlag Banaschewski, München-Gräfelfing, 1969

(102) Rothlin, E.:
›Überblick über die Differenzierung der herzwirksamen Glykoside‹
Triangel, I (1952), 1

(103) Rothlin, E. u. R. Bircher:
›Pharmakologische Grundlagen der Therapie mit herzwirksamen
Glykosiden‹
Ergebn. Inn. Med. Kinderheilk. *5* (1954), 457

(104) Schatzmann, H. J.:
›Herzglykoside als Hemmstoffe für den aktiven Kalium- und
Natriumtransport durch die Erythrozytenmembran‹
Helv. Physiol. Acta *11* (1953), 346

(105) Schaub, F. A.:
›Grundriß der klinischen Elektrokardiographie‹
J. R. Geigy, Basel 1965

(106) Scheler, F., W. Wigger, D. Höffler, E. Quellhorst:
›Steigerung der Digitalistoxizität bei eingeschränkter
Nierenfunktion‹
Dtsch. Med. Wschr. *90* (1965), 1614

(107) Schliack, H. G. Fischer, A. Ruiz-Torres:
›Bild einer doppelseitigen retrobulbären Opticusneuritis
bei Digitalisüberdosierung‹
Dtsch. Med. Wschr. *92* (1967), 973

(108) Schmidt- Voigt, J.:
›Die Digitoxin-Behandlung der Flimmerarrhythmie in der
Praxis‹
Münch. Med. Wschr. *93* (1951)

(109) Schmidt-Voigt, J.:
›Herzrhythmus-Fibel‹
J. F. Lehmann, München 1959

(110) Schmidt-Voigt, J.:
›Kardiologie für die Praxis I–III‹
J. F. Lehmann, München 1964

(111) Schmidt-Voigt, J.:
›Paroxysmale Herzrhythmusstörungen‹
Almanach d. ärztl. Fortb., J. F. Lehmann, München 1966

(112) Schmidt-Voigt, J.:
›Bedrohliche Rhythmusstörungen des Herzens und ihre
Beseitigung‹
Monatsk. f. d. ärztl. Fortb. *19* (1969), 582

(113) Scholtan, W., K. Schloßmann, H. Rosenkranz:
›Bestimmung der Eiweißbindung von Digitalispräparaten
mittels der Ultrazentrifuge‹
Arzneimittel-Forsch. *16* (1966), 109

(114) Schürger, R.:
›Zur Glykosid-Therapie der Koronarinsuffizienz‹
Med. Welt (1968), 58

(115) Schwarzbach, W.:
›Über die Digitaliseinwirkung auf das EKG bei klinisch
Herzgesunden‹
Intern. Prax. *3* (1963), 359

(116) Schwarzbach, W.:
›Die Digitaliseinwirkung auf das Ekg des Herzkranken‹
Intern. Prax. *4* (9164), 365

(117) Schwarzbach, W. u. E. Nermstein:
›Ergebnisse der klinischen Prüfung eines enteral
resorbierbaren Strophanthins«
Med. Klin. *62* (1967), 15

(118) Schwiegk, H. u. H. Jahrmärker:
›Therapie der Herzinsuffizienz‹
in Handbuch d. Inn. Med. 9. Band/I
Springer, Berlin–Göttingen–Heidelberg 1960

(119) Selye, H., M. Krajny, L. Savoie:
›Digitoxin poisoning: Prevention by Spironolactone‹
Science *164* (1969), 842

(120) Siegenthaler, W.:
›Klinische Pathophysiologie‹
Georg Thieme Verlag, Stuttgart 1970

(121) Smith, H. J., G. A. Bousvaros, M. McGregor:
›Failure of Acute Digitalization to Influence Exercise
Tolerance in Angina Pectoris‹
Brit. Med. J. 1966, I, 1337

(122) Spang, K.:
›Rhythmusstörungen des Herzens‹
Georg Thieme, Stuttgart 1957

(123) Spitzbarth, H.:
›Zur Behandlung der chronischen Herzmuskelinsuffizienz‹
Hippokrates (1968), 407

(124) Spitzbarth, H.:
›Grundlage und Praxis einer individuellen Glykosid-Therapie‹
herzwirksamen Glykosiden‹
Herz/Kreisl. *1* (1969), 187

(125) Spratt, J., G. T. Okita:
›Protein Binding of Radioactive Digitoxin‹
J. Pharm. exper. Therap. *124* (1958)

(126) Storz, H.:
›Grundlage und Praxis einer individuellen Glykosid-Therapie‹
Med. Welt (1962), 777

(127) Storz, H.:
›Die Wirkungsdauer von Strophanthin K‹
Med. Welt (1964), 605

(128) Storz, H.:
›Quantitative Therapie mit Herzglykosiden‹
Med. Welt (1966) 1802

(129) Storz, H.:
›Zur Grundlage und Praxis einer Glykosidtherapie mit Digoxin‹
Ärztl. Wschr. *10* (1966), 796

(130) Storz, H.
›Über die quantitative Wirksamkeit von
β-Acetyldigoxin‹
Dtsch. Med. Wschr. *93* (1968), 523

(131) Storz, H.:
›Über die quantitative Wirksamkeit von k-Strophanthin-α
(Cymarin) bei intravenöser und oraler Applikation‹
Dtsch. Med. Wschr. *94* (1969), 1166

(132) Storz, H.:
›Die Wirkung herzwirksamer Glykoside auf die Diastole
des Herzens‹
Dtsch. Med. Wschr. *95* (1970), 224

(133) Sundermann, A., u. H. Fiehring:
›Struktur und Wirkung der Herzglykoside aus klinischer
Sicht‹
Dtsch. Gesundheitswesen (1967), 919

(134) Surawicz, B., L. S. Gettes:
›Two Mechanisms of Cardiac Arrest Produced by Potassium‹
Circulat. Res. *12* (1963), 415

(135) Tobien, H. H.:
›Kardiale Leitsymptome 2‹
C. H. Boehringer Sohn, Ingelheim 1968

(136) Tschirdewahn, B. u. K. Schultis:
›Die Behandlung der Herzmuskelinsuffizienz‹
Med. Welt (1967), 587

(137) Van Zwieten, P. A.:
›Über die Gewebsverteilung, den Metabolismus und die
Ausscheidung von Herzglykosiden‹
Dtsch. Med. Wschr. *92* (1967), 1684

(138) Waterloh, E., H. F. Rittel, E. Leide:
›Die Wirkung einer Glykosiderhaltungsdosis auf das
gesunde Herz-Kreislaufsystem«
Med. Welt (1969), 88

(139) Weidemann, R. u. H. Klepzig:
›Untersuchungen über die Dauer strophanthinbedingter
Veränderungen des Elektrokardiogramms‹
Med. Klin. *65* (1970), 729

(140) Wendt, K. H., G. Laubinger, A. Lenhartz:
›Klinisch-experimentelle Resorptionsbestimmung von
β-Acetyldigoxin‹
Dtsch. Med. Wschr. *92* (1967), 1532

(141) Wezler, K.:
›Diastolischer Tonus und Kontraktilität des Herzens‹
Verh. dtsch. Ges. f. Kreislaufforsch. *70* (1964), 14

(142) Withering, W.:
›An Account of the Foxglove and some of its Medical Usess
M. Swinney, Birmigham, 1785

(143) Wolff, H. P., Kh. R. Koczorek, E. Buchborn, M. Köhler:
›Über die Aldosteronaktivität und Natrium-Retention bei
Herzkranken und ihre pathophysiologische Bedeutung‹
Klin. Wschr. *34*, (1956), 1105
(144) Wright, S. E.:
›The Metabolism of Cardiac Glycosides«
Blackwell, Oxford 1960

Additional information of this book

(*Die herzwirksamen Glykoside; 978-3-540-79751-7_OSFO*) is provided:

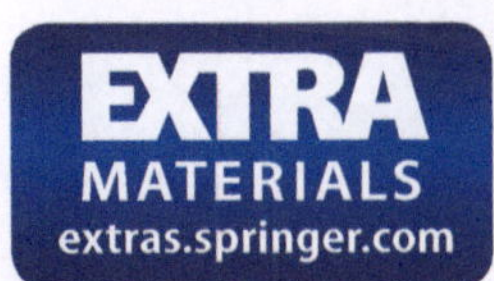

http://Extras.Springer.com